Ewald A. Aigner I Stefan Becker

DAS NEUE KOORDINATIONS-TRAINING

MEHR KRAFT
MEHR AUSDAUER
MEHR BALANCE

südwest°

Inhaltsverzeichnis

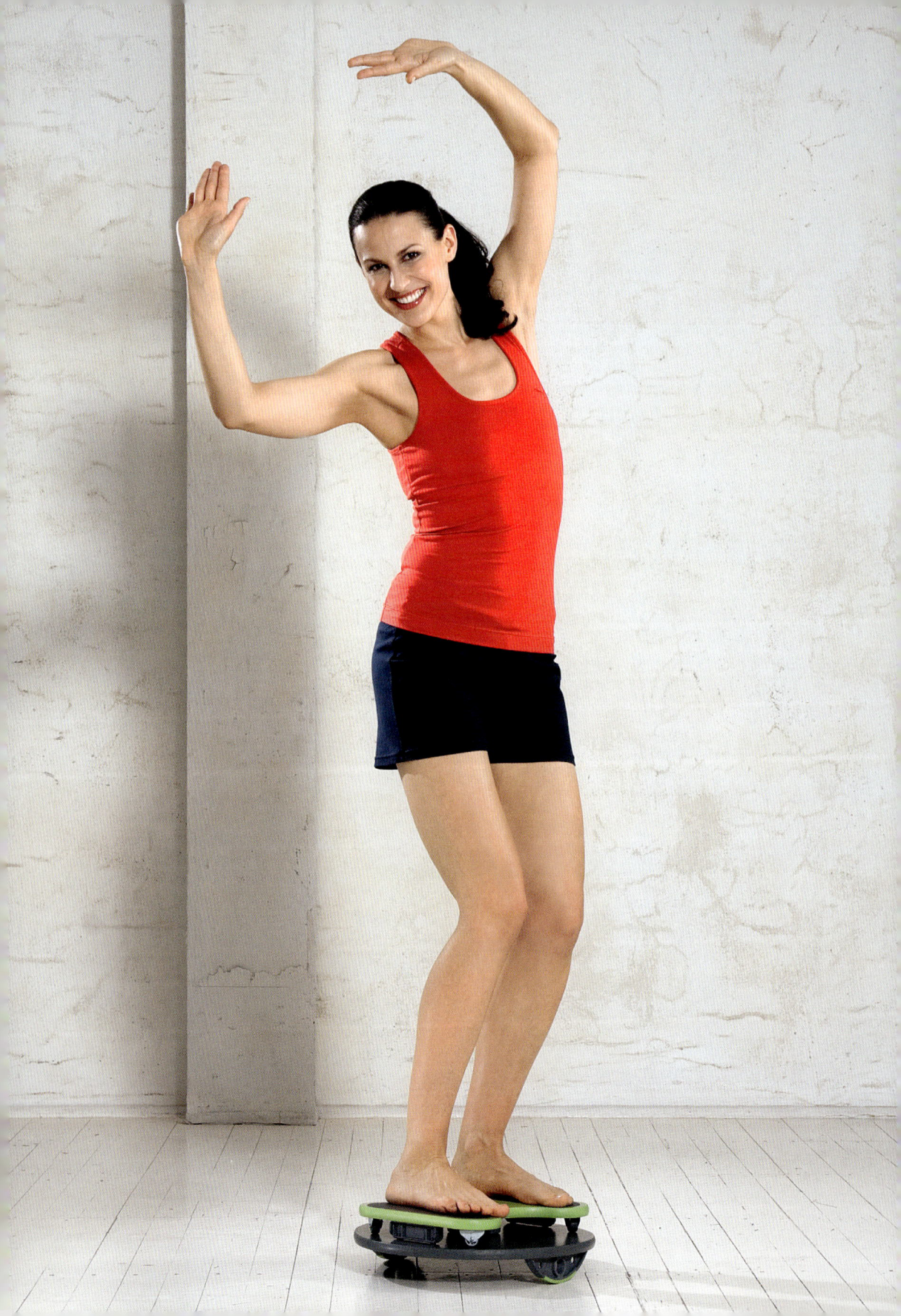

Vorwort

Die Geschichte des Sports kennt viele Trends: Vor 20 Jahren war Krafttraining das Thema schlechthin. Später begann die Ära des Ausdauertrainings. Und heute? Das Koordinationstraining – die optimale Ergänzung für Kraft- und Ausdauertraining – erobert gerade den Fitnessmarkt.

In diesem Buch erfahren Sie mehr über das Koordinationstraining und über MFT, ein Unternehmen, das sich diesem Training und der Entwicklung entsprechender Geräte verschrieben hat. Mit dem Body Teamwork® bieten wir eine Trainingsmethode, die die Basiskoordination optimal schult. Das Geheimnis liegt im harmonischen Zusammenspiel der feinen inneren Muskeln und Nerven. Erst wenn sich der ganze Körper wie ein perfektes Team bewegt, steigern sich Kraft und Ausdauer. Sie fühlen sich wohl und profitieren auch gesundheitlich davon!

Diese Methode und die erste Trim Disc entwickelten wir bei MFT bereits vor zehn Jahren für Spitzensportler. Zahlreiche Athleten in den unterschiedlichsten Sportarten – darunter sogar Weltmeister und Olympiasieger – erkannten sehr bald die positive Wirkung des Koordinationstrainings: eine deutlich bessere Leistung in kürzester Zeit!

Es war uns ein Anliegen, mit diesem Buch das wichtigste Thema beim Training allen fitness- und gesundheitsbewussten Menschen zugänglich zu machen. Was bringt Ihnen »Das neue Koordinationstraining«? Mit regelmäßigem Training – schon zehn Minuten täglich reichen aus – sind Sie erfolgreich auf dem Weg zu mehr Wohlbefinden, gesunden Gelenken, einem gesunden Rücken und einer aufrechten, selbstbewussten Körperhaltung. Verspannungen werden gelöst, und Sie werden spüren, wie Ihr Training neue Energien freisetzt.

Studien beweisen die einzigartige Wirkung des Body Teamworks® und der patentierten Geräte von MFT – überzeugen Sie sich selbst davon!

Starten Sie noch heute mit Ihrem Training für einen gesunden und gut koordinierten Körper. Wir wünschen Ihnen Freude beim Lesen und viel Erfolg beim Trainieren.

Ewald A. Aigner und Stefan Becker

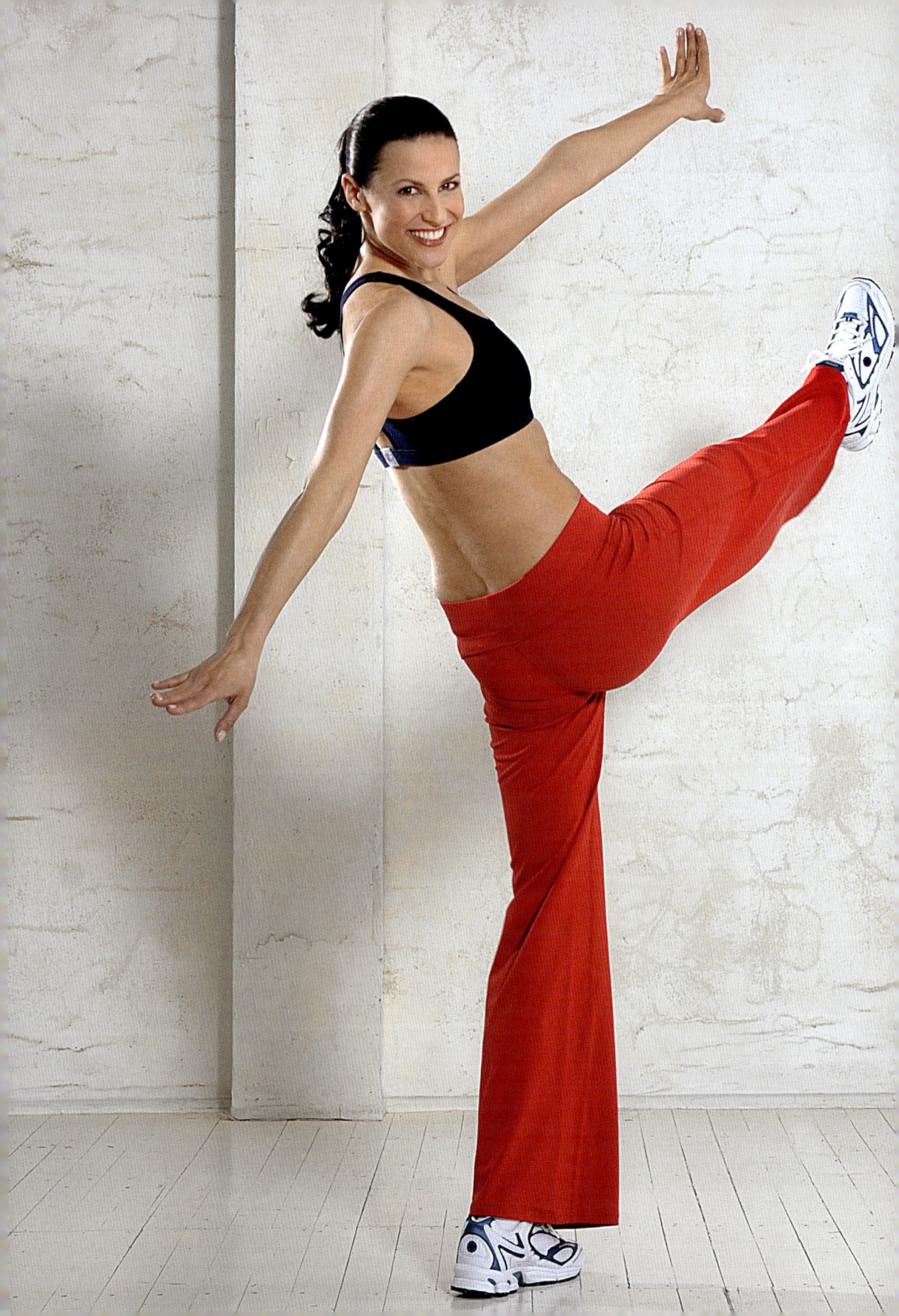

Koordinations-training – wie und warum?

Was ist eigentlich Koordination – und weshalb ist sie so wichtig? Welche Rolle spielt sie für den menschlichen Körper? Sie werden sehen: Von einer guten Koordination kann jeder Mensch profitieren! Die Wackeligen macht sie stabil, die Eingerosteten mobil, die Zappeligen macht sie ruhig, und die bereits gut Koordinierten werden noch besser. Und die Schmerzen in Rücken und Gelenken verabschieden sich obendrein.

Verbessern Sie Ihre Koordination!

Koordinationstraining ist etwas für alle, die vorbeugend etwas für ihre Gesundheit tun möchten, für alle, die Schmerzen abstellen wollen und natürlich für alle Freizeitsportler, die ihre Leistungen nachhaltig verbessern möchten.

Wenn Sie dieses Buch gelesen haben und danach trainieren, wird Sie so schnell nichts mehr aus dem Gleichgewicht bringen. Das ist unser Versprechen an Sie und wir legen noch einen drauf: Wahrscheinlich haben Sie noch nie so schnell Fortschritte gemacht wie bei unserem Koordinationstraining. Und der Effekt wird nachhaltig sein. Weil das Training der Koordination keine einseitige Sache ist, sondern komplex ist, immer das Ganze im Sinn hat. Aus welchem Grund Sie mit dem Training beginnen, ist völlig egal, denn es wird Sie in jedem Fall weiter bringen und Ihnen viele Möglichkeiten zeigen, wie Sie zu jeder Zeit ein wenig üben können.

Effektiv und vielseitig: Training nach der MFT-Idee

Das Buch basiert im Wesentlichen auf einem Training, das von dem Unternehmen MFT entwickelt wurde. MFT steht für »Multifunktionale Trainingsgeräte«. Das Besondere am MFT-Training: Es funktioniert im Gegensatz zu vielen anderen Koordinationstrainings nach einer Methodik, die systematisch aufgebaut ist. Und das hat gleich mehrere entscheidende Vorteile (siehe auch ab Seite 18). Sie können zum Beispiel beim MFT-Training Ihre Fortschritte wirklich kontrollieren und so gezielt an Defiziten arbeiten. Das ist wichtig, weil wir fast alle mit diversen Dysbalancen in der Muskulatur zu kämpfen haben und dadurch unsere gesamte Körpersymmetrie beeinträchtigt ist. MFT bietet die Möglichkeit, das genauer anzuschauen, mit einem speziellen Test (mehr dazu ab Seite 22).

Für das systematische Training bietet MFT vier verschiedene Discs, die jedem Niveau gerecht werden, mit denen Kinder also genauso trainieren können wie Senioren, Sportneulinge ebenso wie Spitzensportler (siehe ab Seite 35). Als neuesten Clou bieten die Spezialisten ein computergesteuertes Feedback-System (siehe ab Seite 124). In diesem Buch finden Sie Übungsprogramme für die vier Discs und für alle Lebenslagen sowie zahlreiche Informationen zum Thema Koordination.

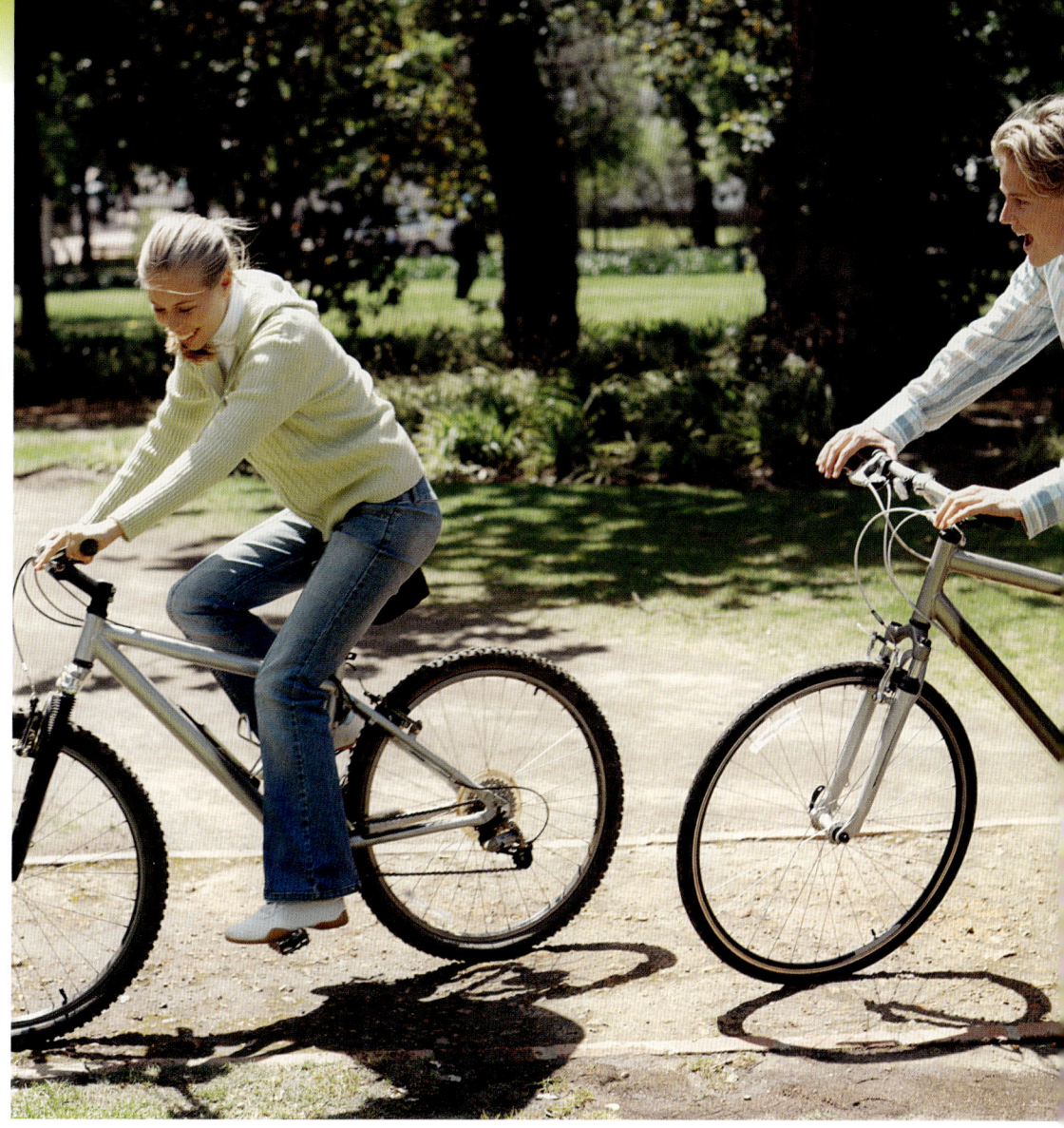

Was ist eigentlich Koordinationstraining?

Ständig empfängt unser Körper Reize aus seiner Umwelt, nimmt diese als Signale mit seinen Rezeptoren auf und lässt entsprechende Informationen über die Nervenbahnen jagen und in Bruchteilen von Sekunden muskuläre Reaktionen hervorrufen. Das tut Ihr Körper bei jeder Bewegung. Wenn diese Bewegungen geschmeidig, zeitlich optimal abgestimmt und perfekt dosiert sind, dann hat das mit Körperkoordination zu tun.

Jeder verfügt über diese Koordination. Im Laufe des Lebens wird sie allzu oft beeinträchtigt. Aber das können Sie wieder ins Lot bringen – mit einem gezielten Koordinationstraining. Bei den Übungen steuern Sie bestimmte Muskelgruppen be-

↑ Gut koordiniert kommen Sie leichter durch den Alltag, denn die richtige Balance ist dauernd gefragt.

wusst an und werden anfangs vielleicht überrascht sein, wie gut Ihre Muskeln arbeiten. Das Anspannen der Muskeln im passenden Moment und mit der passenden Intensität wirkt wie ein Krafttraining mit isometrischen und dynamischen Elementen. Dabei ist der ganze Körper in Aktion, die Muskulatur der Beine ebenso wie die des Rumpfes. Gerade diese ist nämlich bei vielen Zeitgenossen im Lauf der Jahre schwach geworden, womit wir wieder bei den leider allzu bekannten Rückenproblemen wären. Und gerade da bietet das Koordinationstraining nach MFT eine effektive Lösung!

Und was versteht man genau unter Koordination?

Koordination ist ein Dreiklang: Die geglückte Zusammenarbeit dreier Elemente, nämlich der Materie, der Energie und der Steuerung. Und das sind diese Bestandteile:

- **Die Materie:** unser Skelett
- **Die Energie:** unsere Muskeln
- **Die Steuerung:** das perfekte Zusammenspiel aller Bewegungen

Muskeln und Skelett geben Medizinern heute viele Informationen darüber, ob ein Mensch gesund oder krank ist, ob sein Körper funktioniert oder nicht. Doch was wäre diese Materie, sprich das Skelett, und die sie bewegende Energie, nämlich die Muskulatur, ohne eine Steuerung als empfindlichster und wichtigster Funktion aller Lebensvorgänge.

Ein weiterer Schritt der Medizin beim Erkennen und Beeinflussen von Störungen des Stütz- und Bewegungsapparates gilt somit der »Funktion«. Die Erkenntnis, dass Krankheit nicht nur durch die Veränderung der Haltung des gesamten Körpers zu erklären ist, sondern besonders durch die gestörte Funktion, setzt sich heute allmählich in der Medizin durch.

Die Koordination schulen – von Anfang an!

Die Koordination ist wie so vieles andere im Leben ein Geschenk auf Abruf. Das heißt, Bewegungspläne bestehen bereits im keimenden Leben, müssen aber im Laufe des Lebens durch die ständige aktive Durchführung automatisiert werden, wobei diese Automatismen kein lebenslanges Recht auf Gesundheit geben. Die Natur kann es sich nicht leisten, Organe und ihre Funktionsfähigkeit zu erhalten, ohne dass diese aktiv genutzt werden.

Was in diesem Zusammenhang problematisch ist: Wir missbrauchen unser für die Dynamik geschaffenes Organsystem – der größte Teil des Menschen ist ein Bewegungsapparat – durch statisches, also bewegungsfeindliches Verhalten.

Aus der Entwicklungsgeschichte der Menschheit ist allgemein bekannt, dass der menschliche Körper für Aufgaben vorgesehen ist wie das Laufen, Springen, Kriechen, Klettern, Werfen, Ziehen ... Erst diese Fähigkeiten haben die menschliche Existenz ermöglicht.

Doch das Leben in der so genannten Zivilisation erfordert heute nicht mehr vor allem körperliche Qualifikationen, sondern geistige Fähigkeiten. Dies ist der Grund dafür, dass das bewegungshungrige, vor Dynamik geradezu strotzende Menschlein ab dem sechsten Lebensjahr auf die Schulbank gesetzt wird, um seine Hirnfähigkeiten, sein Wissen, sein geistiges Können zu entwickeln. Und dabei wird das Üben sämtlicher anderer lebensnotwendiger Funktionen des menschlichen Körpers vernachlässigt.

So sitzen sie dann da, unsere Kinder, wie auch wir einmal saßen. Und es hat auch uns schon nicht gut getan: Immer mehr von uns kennen ja die schmerzhaften Störungen des Stütz- und Bewegungsapparates, speziell der Wirbelsäule.

Auch die freie Zeit außerhalb der Schule, die früher zum Herumtollen und gesunden Raufen genutzt wurde, opfern unsere Kinder heute vor allem dem großzügigen Angebot der Informatik.

Fazit: Es gibt zu wenige Bewegungsreize für die Muskeln und das Nervensystem. Übrigens wirken Computerspiele, wie auch im späteren Leben die Computerarbeit, wie ein nicht ausgelebter Stress. Die Folgen sind verspannte Muskeln und die Ausschüttung gewisser Botenstoffe, die nur durch Körperbewegungen abgearbeitet werden könnten. Aus ist es mit der Aktivierung der Sensomotorik, welche die Voraussetzung für entsprechende richtige muskuläre Reaktionen ist.

Doch die Menschheit wäre nicht zur Menschheit geworden, hätte sie sich nicht immer wieder aus Fehler lernend etwas einfallen lassen. In diesem Fall den Sport, das Turnen, die Gymnastik, kurz: Bewegung, und diese möglichst regelmäßig.

Die größte Herausforderung dabei ist für uns heute, die natürliche Trägheit zu überwinden und uns selbst immer wieder neue Angebote zu schaffen, die all die Bewegungsanforderungen ersetzen, die früher von der Natur vorgesehen und vorgegeben waren.

Koordination – wichtig in jedem Alter

Prof. Dr. Hans Tilscher ist für die Bewegung und Koordination unterwegs. Unermüdlich tourt er mit seinem Team und geballten Wissen durch Österreich und motiviert seine Landsleute zu mehr Aktivität im Alltag. Mit im Gepäck ist immer der S3-Check, über den Sie auf Seite 22 mehr lesen können. Prof. Tilscher ist unermüdlich aktiv und schafft es auch, dass sich Senioren auf die Mess-Platte stellen und sich darauf zu wackeln trauen. Und gerade für ältere Menschen ist das Thema Koordination sehr wichtig.

↑ Professor Tilscher setzt sich für eine Idee ein, von der er überzeugt ist.

Warum profitieren besonders Senioren von dem Training?

Eine der wichtigsten Erkenntnisse des menschlichen Daseins unserer Zeit ist: Wir können im Prinzip gesund alt werden, also auch die letzten Jahre unseres Daseins mit einer guten Lebensqualität erleben, um anschließend – man möge lächeln – gesund zu sterben.

Altwerden ist keine Krankheit, sondern im Alter werden viele Sünden des Lebens allmählich vorstellig, um ihre Rechnung zu präsentieren. So zeigt sich eine geminderte ökonomische Sensomotorik – ein wichtiger Teil der Koordination – zum Beispiel durch Stürze und Verletzungen. Doch diese Defizite sind auch im fortgeschrittenen Alter beeinflussbar. Ein Großteil der »Sturzprophylaxe« besteht aus Übungen zum Gleichgewichtsverhalten. Denn die Koordination ist weiterhin trainierbar, auch im Alter! Das Wichtigste dabei: Üben. Nicht heute, nicht morgen, sondern ein Leben lang.

Und wie ist es um die Balance der Kinder bestellt?

Leider entsprechen die Fähigkeiten der heutigen Kinder rund um die Balance nicht hinreichend den Bedingungen, die sie im Alltag vorfinden. Deshalb gibt es hier einen besonderen Handlungsbedarf. Kinder müssen gezielt gefördert werden.

Gibt es heute noch genug koordinative Reize für Kinder?

Der für Aktivitäten aller Art vorgesehene Bewegungsapparat braucht ständig Übung, um seine Funktions-

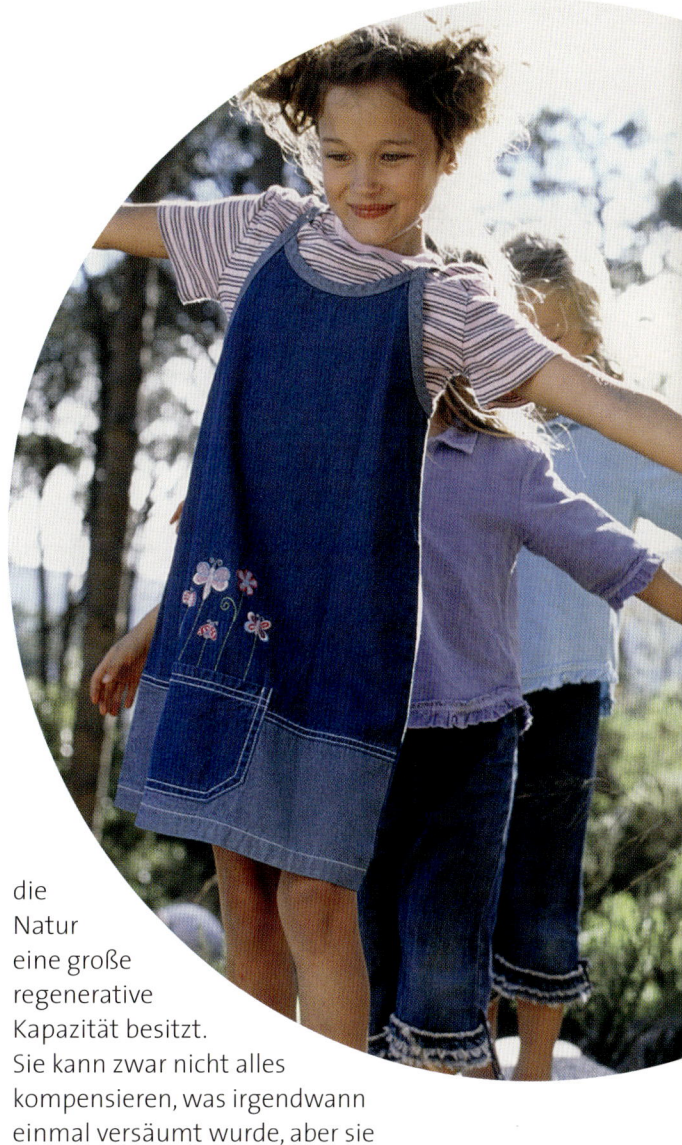

fähigkeit zu erhalten und weiterzuentwickeln. Weil das wegen mangelnder Freiräume und fehlender Freizeit, aber auch aufgrund unseres zivilisationstypischen »Permanent-Sitzens« ohne eigenes Engagement nicht realisierbar ist, droht Gefahr.

Worauf sollten Eltern bei der Erziehung achten: Wie viel Bewegung braucht ein Kind?

Die Ziele der Erziehung, wie angepasstes Verhalten, Gehorsam, Fleiß, Wissen, sind für die schon von den alten Griechen erwähnte, sich gegenseitig beeinflussende Harmonie von Körper und Geist nicht geeignet. Kinder brauchen keinen Sport, man muss ihnen einfach täglich eine Stunde Zeit lassen, wenn möglich im Freien. Sie werden laufen, kriechen, werfen, klettern – also genau das tun, was sie brauchen.
Wichtig dabei: Der sich entwickelnde Bewegungsapparat nimmt auch Einfluss auf die Eigenschaften des Gehirns.

Kann der Körper die Lern- oder Reizdefizite später aufholen?

Dem pessimistischen »was Hänschen nicht lernt, lernt Hans nimmermehr« ist entgegenzuhalten, dass die Natur eine große regenerative Kapazität besitzt. Sie kann zwar nicht alles kompensieren, was irgendwann einmal versäumt wurde, aber sie kann vieles fördern, was für die Lebensqualität von Bedeutung ist.

Koordination schafft Ordnung

Hier betrachten wir die Koordination sportwissenschaftlich. Interessant: Mit nur wenigen Minuten Training täglich ordnen Sie Ihren Körper neu.

Koordination schafft Ordnung, indem sie die verschiedenen Systeme harmonisiert. Sie haben gute Koordinationsfähigkeiten, wenn Sie zur rechten Zeit, am richtigen Ort, mit optimaler Energie- und Geschwindigkeitsdosierung eine vorgegebene Bewegungsaufgabe lösen können. Ganz einfach also. Wer gut koordinieren kann, steuert seine Bewegungen zielgerichteter, hat bessere Chancen, ein bestimmtes Ziel zu erreichen, und dabei durch diese Sicherheit letztendlich auch noch eine größere Gestaltungsfreiheit als derjenige, dessen koordinative Fähigkeiten nicht entsprechend ausgebildet und geschult sind.

Die Koordinationsfähigkeit ist begrenzt durch die Fähigkeit des Zentralnervensystems (ZNS), Informationen aufzunehmen, diese Reize weiterzuleiten, sie zu verarbeiten und zu beantworten. Das heißt, es stehen keine unbegrenzten Kapazitäten zur Verfügung. Darum ist es das Ziel aller sensomotorischen Regulationen, sämtliche Bewegungen aufgabengerecht und zielorientiert mit höchster Ökonomie und Effizienz aller beanspruchten Systeme zu steuern.

So funktioniert Sensomotorik

Während einer Körperbewegung erhält das Zentrale Nervensystem (ZNS) ständig Informationen über die Position der beteiligten Körperteile. Diese Reize werden von den Sinnesorganen aufgenommen und zur Verarbeitung durch das ZNS weitergeleitet. Das bezeichnet man als Sensorik. Antworten auf diese Reize können Bewegungen in der ausführenden Muskulatur sein oder Gleichgewichtsreaktionen in der Hilfs- oder Stützmuskulatur. Das ist die Motorik.

Der Hintergrund der Koordination

Ihre koordinativen Fähigkeiten zeigen sich als ein Bündel von Faktoren, die es Ihnen erlauben, Bewegungen mit bestmöglich angepasster Geschwindigkeit und effektivem Energieaufwand zeitlich und räumlich optimal zu steuern. Als Basis dafür müssen Wahrnehmungs-, Verarbeitungs- und Steuerungsprozesse aufeinander abgestimmt sein. Dafür bedarf es wiederum eines fein aufeinander eingespielten Feuerwerks der Sinne, denn diese liefern als so genannte Analysatoren die entscheidenden Daten, etwa Informationen über die Position und Gleichgewichts-Situation des Körpers, den Spannungszustand der Muskulatur und die Bewegungen und Vorgänge in der Umgebung. Diese ganzen Rückmeldungen laufen über Auge, Ohr, Haut, Gleichgewichtssinn und Bewegungssinn. Diese liefern permanent Daten, die in verschiedenen sensorischen Zentren des Gehirns verarbeitet werden.

Eigenschaften und Aspekte der Koordinationsfähigkeit

Und diese Arbeit der Sinne im Zusammenspiel mit den individuellen Bewegungserfahrungen eines Menschen ist die Voraussetzung für die drei koordinativen Grundeigenschaften:

- **Die Lernfähigkeit:** Diese umfasst das motorische Lernen sowie die bemerkenswerte Fähigkeit, Gelerntes speichern und situationsgemäß abrufen zu können.
- **Die Steuerungsfähigkeit:** Beschreibt die Fähigkeit, Bewegungen aufgrund sensorischer Informationen bewusst zu steuern.
- **Die Anpassungsfähigkeit:** Sie zeigt, wie gut man motorische Aktionen an Situationen oder Umweltbedingungen anpassen kann, die sich verändern.

Das war aber noch nicht alles, die Qualität der Bewegung wird noch durch weitere Teilaspekte der Koordination bestimmt:

- **Die räumlich-zeitliche Orientierungsfähigkeit:** Dies ist die Orientierung im Raum und in der Zeit.
- **Die kinästhetische Differenzierungsfähigkeit:** Darunter versteht man die Unterscheidung einzelner sensorischer Informationen, das differenzierte Wahrnehmen der eigenen Bewegung und das Bewegungsgefühl.
- **Die Reaktionsfähigkeit:** Diese beinhaltet das situationsgerechte Reagieren auf unvorhergesehene Ereignisse und damit das Anpassen an Gegebenheiten.
- **Die Rhythmusfähigkeit:** Darunter versteht man die zeitliche Strukturierung von Bewegungen, die zeitliche Pünktlichkeit in Bezug auf einen räumlichen Punkt – also im richtigen Moment die richtige Bewegung zu machen.
- **Die Gleichgewichtsfähigkeit:** Diese umfasst das Erhalten des dynamischen Gleichgewichts durch sensomotorische Regulationsprozesse, kurz: das Ausbalancieren.

Koordination im Alltag

Der Punkt, auf den bei der Koordination alles hinausläuft, ist die Qualität der Bewegungen. Und da sind wir in der Tragik des Alltags angelangt: Wer sich nicht sehr viel bewegt, dessen Koordinationsfähigkeiten werden auch entsprechend schlecht entwickelt sein. Wer sich dagegen viel bewegt, hat eindeutig Vorteile, weil die Sinne mehr leisten müssen und infolgedessen als geschärft gelten dürfen. Der Datenfluss im Nervensystem eines bewegten Menschen gleicht dann eher dem, was sich auf einer mehr-

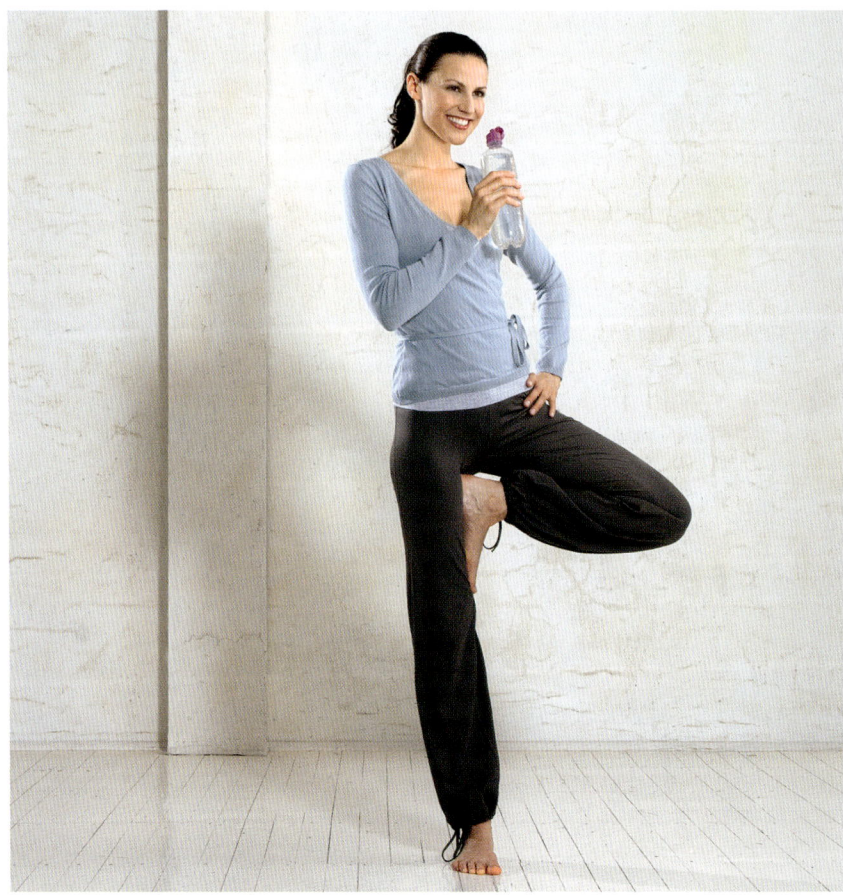

Mit sehr einfachen Übungen und Körperhaltungen können Sie Ihre Koordinationsfähigkeit testen. →

Koordinationsvermögen als Modell

Unsere Sinne arbeiten ständig auf Hochtouren, sie liefern Informationen am laufenden Band und das unter verschärften Bedingungen – zum Beispiel gegen die Zeit. Oder unter den Augen vieler Zuschauern. Zur Bewegung gesellen sich verschiedene Druckparameter, die Einfluss haben auf die Ausführungs-Bedingungen der Aufgabe. Die koordinativen Anforderungen der Bewegungsprobleme und -aufgaben lassen sich mit Hilfe eines Koordinations-Anforderungs-Reglers beschreiben und miteinander in Beziehung setzen. So kann ein Profil der jeweiligen bewegungs- oder sportartspezifischen koordinativen Anforderung modelliert werden, und in einem gewissen Rahmen lässt sich das Modell natürlich auch auf den Alltag übertragen. Auf einer Skala werden sowohl Druckparameter als auch Informationsanforderungen zwischen den Achsenendpunkten »hoch« und »niedrig« eingestellt. Damit lässt sich der koordinative Schwierigkeitsgrad einer Bewegungsaufgabe differenziert einschätzen. Diesen Koordinations-Anforderungs-Regler kann man sich auch in Form eines Schaltpults vorstellen, auf dem Höhe oder Qualität der unterschiedlichen Anforderungskategorien durch das Verschieben der Regler eingestellt wird.

spurigen Autobahn abspielt, während es auf den Nervenbahnen eines trägen Menschen eher wie auf einer Landstraße zugeht, sobald der Mensch wirklich gefordert wird.

So bauen Sie Ihr Training optimal auf

Damit Ihr Koordinationstraining von Anfang an effektiv ist, sollte es auf möglichst vielen Varianten und Kombinationen aufbauen. Besonders lernwirksam sind dabei neue und ungewohnte Situationen, wobei Sie natürlich von beidem profitieren, vom Überraschenden wie vom Vertrauten: Das Wiederholen bekannter Bewegungsabläufe vertieft die Rhythmik einer Bewegung und fördert die Sicherheit, während die Konfrontation mit Neuem die Rezeptoren und Nerven stimuliert, da unser Nervensystem immer das Neue in etwas Vertrautes verwandeln möchte. Durch das Verschieben der »Regler« in beiden Bereichen – links der interne, individuelle Informationsfluss und rechts die externen Druckbedingungen – kann der koordinative Schwierigkeitsgrad in unzähligen Varianten verändert werden. Diese Variationen betreffen beispielsweise:

Grundformel des Koordinationstrainings

In der langfristigen Trainingsplanung darf die Forderung nach Variantenreichtum nicht darüber hinwegtäuschen, dass ein Koordinationstraining von der Grundausbildung bis hin zum Hochleistungstraining allgemeine und sportartspezifische Inhalte umfassen muss:

Mit einem allgemeinen Koordinationstraining sollte so früh wie möglich begonnen werden, zumal die Koordination zwischen dem siebten Lebensjahr und dem Beginn der Pubertät am effektivsten trainiert werden kann. Diese Möglichkeit nimmt dann allmählich ab.

Das spezielle, sportartspezifische Koordinationstraining erfordert die Beherrschung der Techniken zumindest in der Feinform und kann daher erst im Übergangsbereich vom Grundlagen- zum Aufbautraining begonnen werden.

- **Die Bewegungsausführung** an sich in zeitlicher, räumlicher, dynamischer und energetischer Hinsicht: Das heißt, die Bewegungsrichtung, der Rhythmus, das Tempo oder der Bewegungsumfang werden geändert.
- **Umgebungsbedingungen:** Diese variieren Sie, indem Sie stabilen gegen labilen Untergrund austauschen, Hindernisse einbauen, mit Übungspartner trainieren oder in einem anderen Gelände als sonst.
- **Technische Anforderungen:** Die variieren Sie durch Zusatzaufgaben, neue Ziele oder die Umstellung von Übungsreihenfolgen.
- **Stresssituationen:** Diese können entstehen durch Zeitdruck, emotionale Belastung, körperliche Erschöpfung.
- **Belastungen:** Diese erreichen sie zum Beispiel durch den Einsatz von Zusatzgewichten.

Das ist das Faszinierende am Thema Koordinationstraining: Es muss nur an einer Stelle etwas verändert werden, und das vielleicht nur minimal, und schon dürfen sich Körper und Geist richtig anstrengen.

Der Kreis schließt sich: Was bringt Ihnen das MFT-Training?

Was Sie mit den Übungen in diesem Buch üben werden, ist das allgemeine Koordinationstraining. Wie Sie eben gelesen haben (siehe Kasten oben), wird es höchste Zeit, falls Sie seit der Pubertät nicht mehr regelmäßig auf Bäume geklettert sind und auf Rollschuhen unterwegs waren. Wenn doch, dann fallen Ihnen die Übungen entsprechend leichter, und Sie können nach Belieben selbst an den Reglern schieben, um sich immer wieder neue Reize zu setzen.

Das Miteinander von Fein- und Grobmotorik

Sie kennen den Begriff des »Grobmotorikers« sicher als ein Schimpfwort, das einen ungelenken, ungeschickten Menschen bezeichnet, der in Kombination mit den »sinnlos waltenden rohen Kräften« mehr Schaden anrichtet als Lösungen findet. Doch ganz korrekt betrachtet sind wir alle Grobmotoriker. Die einen vielleicht mehr als die anderen, aber so lange wir mit Beinen, Rumpf und Armen aktiv sind, zählen wir nun mal zu dieser Spezies. Die »Feinmotorik« beginnt dort, wo die Finger ins Spiel kommen und diffizile Aufgaben lösen, wie etwa Klavierspielen oder Zeichnen, Handarbeiten oder Taschenspielertricks.

Die Feinmotorik zeichnet sich dadurch aus, dass sie große Areale des Großhirns aktiviert: Wenn Sie Finger und Hände gezielt bewegen, wird das Gehirn genauso stark durchblutet, als wäre der ganze Rumpf in Aktion. Wenn die Finger eine neue Übung einstudieren, die das Denken mit einschließt, arbeitet der Geist auf Hochtouren.

Sobald Sie die Übung aber beherrschen und damit die dafür nötigen Bewegungen automatisch ablaufen, muss sich der Kopf nicht mehr anstrengen. Das Gewohnte und Vertraute bietet zwar die nötige Sicher-

Auf ins Training! Mit den MFT-Discs und einigen altbekannten Trainingsgeräten werden Sie erfolgreich sein. ↓

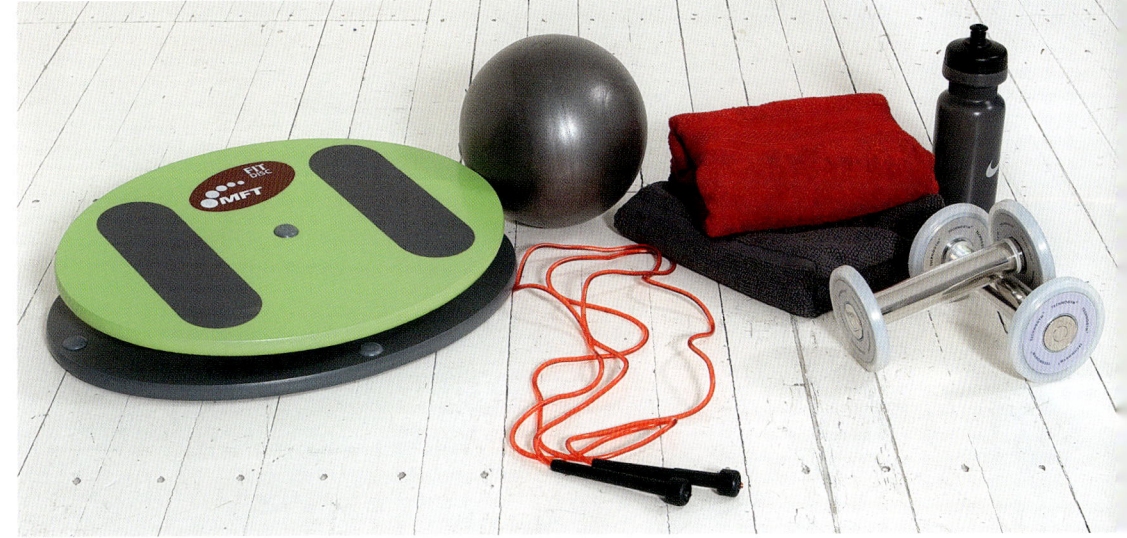

heit in der Bewegung, das Gehirn bekommt aber keine Stimulation mehr. Um es mit Beispielen zu verdeutlichen: Der Fußballer überlegt nicht, in welchem Winkel und mit wie viel Wucht sein Fuß auf den Ball treffen muss, damit die Flanke passend im Strafraum landet, und der geübte Pianist denkt nicht mehr darüber nach, wie heftig und in welchem Tempo er die Tasten anschlägt. Aus diesem Grund ist es so wichtig, immer wieder neue Reize zu setzen. Übrigens: Früh übt sich, wer ein Meister werden will. Und das gilt für jede Form von Motorik, egal ob grob oder fein. Als Kind lernt es sich leichter, und das Erlernte bleibt länger bis ewig erhalten.

Alles kreuz und quer

Richtig spannend für unsere Nervenzellen wird es, wenn die Bewegungen vor der Körpermitte über Kreuz gehen. Wenn zum Beispiel die rechte Hand auf die linke Seite greift und umgekehrt, dann bilden sich viele neue Synapsen am Hirnbalken, der Schaltstelle zwischen linker und rechter Gehirnhälfte. Normalerweise steuert die linke, eher rationale Hälfte des Gehirns die rechte Hand, und die linke Hand empfängt ihre Impulse von der rechten Gehirnhälfte, Hort von Gefühl und Kreativität. Kreuzen Sie die Arme nun vor der Brust, verwandelt sich die Landstraße des kleinen Datenverkehrs in einen Highway, und es startet die so

Warum Automatismen sinnvoll sind

Für einen gesunden Menschen sind Bewegungen jeder Art völlig selbstverständlich, und niemand verschwendet einen Gedanken daran. Das liegt in der Natur der Sache, wir üben die Bewegungen so lange, bis sie im Unterbewusstsein programmiert sind und dort ruhen – eigentlich für immer. Egal ob laufen, schwimmen oder radeln, die Bewegungsmuster liegen tief verborgen im Tresor des limbischen Systems. Damit Sie sich auf die wirklich wichtigen Dinge des täglichen Lebens konzentrieren können, neigt der Körper eben zur Automatisierung von Abläufen. Das ist nicht nur extrem clever, sondern auch hochgradig ökonomisch, denn wer in jeder Situation immer über den nächsten Schritt nachdenken muss, der kommt nicht weit. Unsere unentschlossenen Vorfahren dienten dann dem Säbelzahntiger als Hauptmahlzeit.

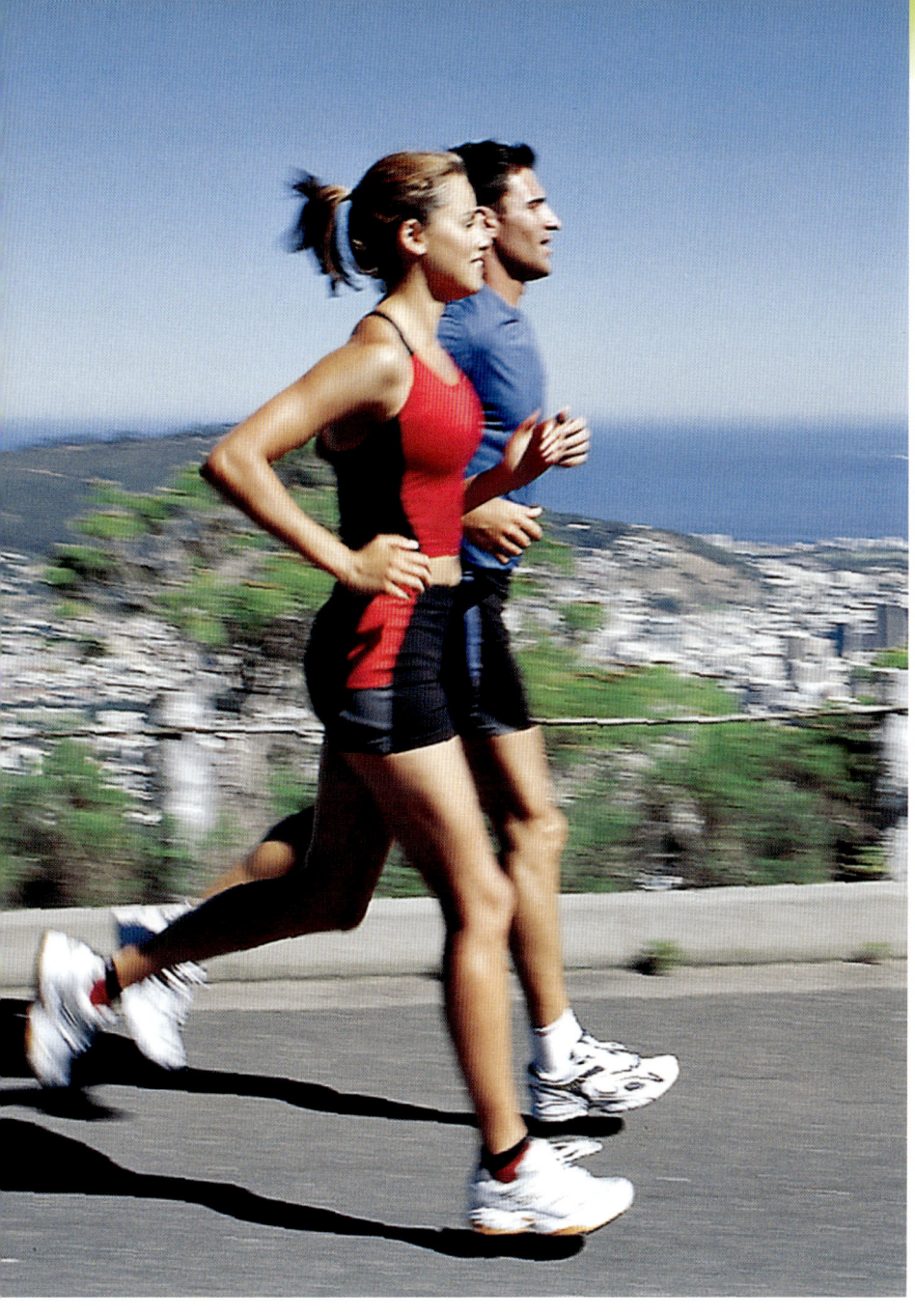

← *Ob Sie sich dem Ausdauer- oder dem Krafttraining verschrieben haben: Sie werden davon profitieren, wenn Ihre Koordination geschult ist.*

genannte Synchronisation der Gehirnhälften. Das ist allein der Verdienst der Kreuz-Koordination. Und selbst wenn Sie nur mit den Fingern auf den Tisch trommeln, bringt das Sauerstoff in die grauen Zellen.

Damit Ihr Geist bei den Koordinations-Workouts also richtig ins Glühen kommt, werden wir diese ganz nach Belieben einfach um ein paar Spielereien mit Ihren zehn Fingern bereichern.

Testen Sie Ihre Koordinationsfähigkeit!

Wichtig beim Start ins Koordinationstraining ist die Frage nach dem Status quo: Wo stehe ich eigentlich, wie ist es um meine Koordination bestellt?

Um diese Frage nach allen Regel der Wissenschaft korrekt zu beantworten, haben die Macher von MFT einen speziellen Test konzipiert: den S3-Check. Auf die Platte, fertig, los, und nach nur 30 Sekunden gibt's die ganze Wahrheit, alles über die persönliche Stabilität, Symmetrie und Sensomotorik. Und mit den Werten geht es dann auf die Trainings-Disc. Auf Basis der Testwerte wird ein Programm konzipiert, das sich der offensichtlichen Schwächen annimmt, und darum geht es doch im Training: die Stärken erhalten und die Schwächen minimieren.

Den S3-Test können Sie bei MFT selbst oder auch in bestimmten Fitnessstudios absolvieren.

Das Geheimnis von S3

Bevor es ans Training geht, muss erst der Status quo bestimmt werden, und dafür eignet sich der S3-Check hervorragend.

S3 steht als Abkürzung für die Bereiche Sensomotorik (siehe Seite 8), Stabilität und Symmetrie. Die Stabilität des Körpers hängt von der Sensomotorik ab, wobei die Stabilität nicht mit Statik gleichzusetzen ist, so Prof. Dr. Christian Raschner vom Institut für Sportwissenschaften an der Uni Innsbruck.

Zur Sensomotorik gesellt sich die Symmetrie. Denn wenn die Symmetrie stimmt, dann bedarf es keiner kompensatorischen Muskeleinsätze zum Halten des Gleichgewichts während irgendwelcher Bewegungsabläufe. Der Körper befindet sich in der Balance. Auf einem ebenen und festen Boden ist das natürlich alles kein Thema, aber wehe, es wird wackelig, dann setzt der Stress ein – S hoch 3, sozusagen, dann kippelt der Körper, kolossal oder kaum – je nach Trainingsstatus. Und genau das misst der S3-Test und bringt dabei jeden ans Limit.

Der Kandidat steht auf einer Platte, unter deren Mitte ein schmaler Grat verläuft. Auf diesem Grat gilt es die Platte zu balancieren, und es ist so gut wie unmöglich, die Platte für lange 30 Sekunden in der Schwebe zu halten. Was auch so sein soll, denn entweder kippt die Platte nach links oder nach rechts, und die »simple« Aufgabe besteht darin, besagte Platte in der Waage zu halten.

»Wer über eine gute Sensomotorik verfügt, steuert die Muskeln schnell und dosiert an, und er gleicht die Schwankungen viel leichter aus als ein Untrainierter,« so Studienleiter Raschner. Für das Projekt des Tests leisteten die Beteiligten wahre Pionierarbeit, sie baten 5000 ziemlich fitte Probanden im Alter von 7 bis 70 Jahren auf die Platte und ließen diese zur Seite, vor und zurück kippen. Daraus ermittelten die Forscher erstmals Normwerte. Und an diesen wird nun jeder gemessen, der sich auf die Platte traut – und das sollten alle tun. Vor drei Jahren kamen die ersten Stationen in Fitnessstudios und Arztpraxen und bisher machten sich zahlreiche Freizeitsportler oder Therapie-Patienten das Vergnügen und wackelten für sich und für die Wissenschaft, denn durch die Daten werden die Referenzwerte immer fundierter.

Kaum sind die 30 Sekunden der Messung vorüber, folgt die Auswertung in Form von verschiedenen bunten Diagrammen. Der Kandidat erhält Noten für die Symmetrie, die Sensomotorik und die Stabilität, und daraus ermittelt der Computer direkt das notwendige Trainingsprogramm. Welches natürlich nur eine Option darstellt. Jeder kann machen, was er möchte, aber wir denken, dass die Stärke des MFT-Trainings gerade in seiner Systematik begründet liegt.

Pioniere zum Thema Koordinationstraining

Prof. Christian Raschner und MFT-Mastermind Ewald Aigner verantworten den Koordinations-Boom und drücken bei der Forschung mächtig auf die Tube, denn bisher gab es zu dem Thema so gut wie keine Daten. Dafür aber mehr und mehr stolpernde Senioren, die in den Ambulanzen landen und ungelenke Kinder in den immer seltener werdenden Schulsportstunden. Solche Kinder habe es immer gegeben, werden Sie vielleicht denken, und dieser Einwand ist durchaus berechtigt, aber die Zahl der Bewegungsmuffel steigt stetig. Die Ursachen dafür sind vielfältig, und wir alle wissen das. Doch es nützt wenig, nur darüber zu klagen. Wichtig ist jetzt: Wie reißt man das Steuer herum? Wir wollen helfen, und das schnell und effektiv. Darum gibt es einen S3-Test, der an Schulen obligatorisch werden sollte.

Die MFT-Idee

An dieser Stelle beantwortet Ewald Aigner, einer der Autoren, einige interessante Fragen zur Koordination und vor allem zum neuen Koordinationstraining nach MFT. Ewald Aigner ist Geschäftsführer der Firma MFT und entwickelte gemeinsam mit Sportmedizinern, Therapeuten und Sportwissenschaftlern die Trainingsmethode, die in diesem Buch beschrieben wird: Body Teamwork®.

↑ Ewald Aigner entwickelte bei MFT ein komplexes Trainingskonzept, das einfach funktioniert.

Wie hängen Koordination und Konzentration zusammen?

Koordinationstraining schult immer auch die Konzentration. Durch die Fokussierung auf einen Punkt in der Ferne, einen visuellen Anker, trainiert man unbewusst den so genannten Tunnelblick mit, also den Blick auf das Wesentliche. Außerdem wird auch die »Konzentrationsausdauer« geschult. Ein Vorteil, den sowohl Schüler als auch Erwachsene nutzen können. Nicht umsonst steht in vielen Büros eine MFT-Disc neben dem Schreibtisch.

Hat die Koordination den gleichen Stellenwert wie Kraft und Ausdauer?

In den letzten Jahren wurden im Leistungs- und Freizeitsport, in der Trainingstherapie und in der Prävention vor allem innovative Konzepte zur Optimierung von Trainingsmethoden im Bereich der Ausdauer und Kraft entwickelt. Erst in jüngerer Zeit wird der Koordination als Basisfähigkeit mehr Beachtung geschenkt und auch ihr starker Einfluss auf die anderen motorischen Grundeigenschaften Kraft, Ausdauer oder Schnelligkeit anerkannt. Es ist bewiesen, dass gut ausgebildete koordinative Fähigkeiten helfen, das Potential bei Ausdauer- und Kraftbelastungen effizienter auszuschöpfen.

Das Trainingskonzept heißt Body Teamwork®. Wo hapert es mit der Zusammenarbeit am meisten, wo und was sind die Schwachstellen im Körper?

Body Teamwork® sorgt dafür, dass alle Muskeln, Sehnen und Nerven, also der gesamte Körper als ein Team optimal zusammenarbeitet. Dies ist die Voraussetzung für eine gesunde und aufrechte Körperhaltung.
Die Körperhaltung ist abhängig von den passiven und aktiven Strukturen in unserem Körper. Passive Strukturen – beispielsweise Bänder

und Gelenke – verbinden die Körperteile miteinander, aktive Strukturen wie die Muskeln wirken der Schwerkraft entgegen und halten so die einzelnen Körperteile in der richtigen Position.

Schmerzen und krankhafte Veränderungen an den Gelenken und an der Wirbelsäule können vermieden werden, da das Zusammenspiel der aktiven und passiven Strukturen durch das Training optimiert wird. Somit können Sie sich mit nur 10 bis 15 Minuten Training vor vielen Volkskrankheiten wie Rückenschmerzen aktiv schützen.

Eignet sich das MFT-Koordinationstraining eher dazu, Verletzungen vorzubeugen? Oder liegt der Schwerpunkt vor allem in der Behandlung von Sportverletzungen?

Body Teamwork® ist in beiden Bereichen äußerst wirksam. Aus der Prävention ist es vor allem zum Thema Sturzprophylaxe nicht mehr wegzudenken. Zahlreiche Spitzensportler haben das Training auf der MFT-Disc auch aus diesem Grund fest in ihr Gesamttraining integriert. Und gerade für ältere Menschen ist es optimal, die Koordination zu erhalten, um gefürchtete und oft gefährliche Stürze zu vermeiden.

Nach Verletzungen hilft Body Teamwork® ideal dabei, die geschädigten Strukturen methodisch korrekt wieder aufzubauen. Zahlreiche Physiotherapeuten, Trainer und auch Ärzte schwören daher auf unsere Koordinationsgeräte.

Wie viel Training muss sein, damit man auf Dauer fühlbar sicherer, unbeschwerter, leichter unterwegs ist?

Das Koordinationstraining sollte 2- bis 3-mal pro Woche für jeweils 10 bis 15 Minuten durchgeführt werden. Spätestens nach 8 Wochen wird man einen großen Unterschied spüren. Das Körpergefühl hat sich zu diesem Zeitpunkt schon wesentlich verbessert und man wird das Training auf den Discs nicht mehr missen wollen.

Ziel des Body Teamworks® ist es, dass alle Muskeln, Sehnen und Nerven als perfekte Mannschaft arbeiten. ↓

Fit auf zwei Brettern

Die deutschen Athleten des Skisports gehören zur Weltspitze und sind wirkliche Balance-Akrobaten, wenn sie auf den schmalen Latten über den rutschigen Schnee gleiten. Aber gerade wenn die Luft so dünn wird, suchen Trainer nach erlaubten und sinnvollen Methoden und Mitteln, um ihre Schützlinge doch noch ein Quentchen schneller und sicherer zu machen als die Konkurrenz. Das richtige Koordinationstraining gehört dazu, denn es wirkt physisch und psychisch. Doch bleiben wir erst bei den physischen Effekten und lassen den Nationalcoach sprechen: Jochen Behle, den Trainer der deutschen Langlauf-Nationalmannschaften. Würde heute wieder die legendäre Frage quer durch den Olympia-Stützpunkt Willingen gerufen: »Wo ist Behle?«, dann könnte es sein, dass der Bundestrainer der Skilangläufer entweder gerade selbst eine Einheit auf der Platte absolviert oder seine Schützlinge dabei beobachtet, wie sie sich im stetigen Wechsel mobilisieren und stabilisieren.

↑ Jochen Behle weiß, was Sportler brauchen – er ist mit ganzem Herzen Trainer.

Jochen Behle erzählt: Unterschiedliche koordinative Aufgaben sind immer ein fester Bestandteil des Langlauftrainings, und das ganz besonders in den Technik-Einheiten. Für das Gleiten ist beispielsweise ein gutes Balancegefühl nötig und beim Einbeingleiten sind die Athleten auf eine hervorragende Motorik angewiesen. Da es riesige Unterschiede in der Ausbildung gibt, können alle Athleten an sich arbeiten, wobei das den reinen Konditionsbolzern nicht immer so leicht fällt, weil sie ihre Ergebnisse eben mit anderen Mitteln erzielen. Doch wenn sie merken, wie es ihnen hilft, dann machen auch sie es gern. Dann gibt es Sportler, die haben das einfach von vornherein schon intus, die bringen ein perfektes Bewegungsgefühl mit, wie Axel Teichmann, der kann auf einem Seil balancieren und sich dabei eine Hose an- und ausziehen. Solche Techniker nutzen die Übungen eher mental.

Zusammenfassend kann man sagen, dass alle Athleten heute ein solches Training brauchen, um im Wettkampf erfolgreich zu sein. Denn der Sport verlangt heute viel. Zum Beispiel bei den Massenstarts: Die Dich-

*Eine klassische Herausforderung für
die Koordinationsfähigkeit sind
die meisten Wintersportarten.* ↓

te der Konkurrenz von 30 bis 40 Läufern auf engstem Raum beim Skating, das ist richtiger Stress. Da muss man sehr gut auf Skiern stehen, Lücken sehen und ausweichen, da sind größte Beweglichkeit und Gewandtheit gefragt – denn genug Kondition bringt fast jeder mit. Oder die hohen Geschwindigkeiten bei den Sprint-Wettkämpfen: Da muss sich einfach jeder sicher fühlen und bewegen und darf keinen Gedanken vergeuden an die eigenen Fähigkeiten. Die Motorik muss sitzen, und die Konzentration gilt dann dem, was die Konkurrenz gerade tut.

Ich betreue auch den Nachwuchsbereich. Die Jugendlichen arbeiten ebenfalls mit den Geräten des Koordinationstrainings, damit sie zuerst die motorische Sicherheit erlangen und darüber ihre Konzentrationsfähigkeit steigern. Ein für die Athleten wichtiges Kriterium ist die Mobilität der MFT-Disc, die ja überall hin mitgenommen werden kann. Denn die jungen Sportler bekommen von mir Hausaufgaben mit auf den Weg und können das Koordinationstraining dann selbstständig üben. Zu meiner aktiven Zeit hat es nur wenige Geräte gegeben und wir wären sehr froh gewesen, wenn wir ein solches System damals schon zur Verfügung gehabt hätten.

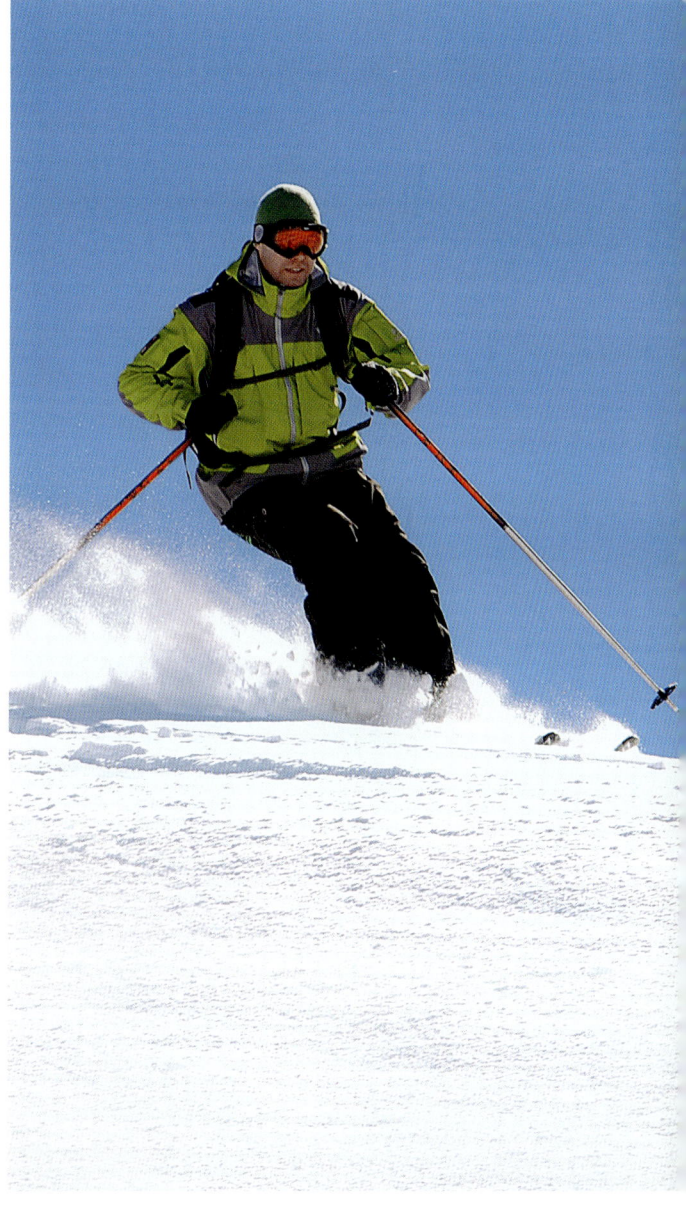

Laufend in Balance

Eine weitere Ikone des Ausdauersports ist Viktor Röthlin. Der Schweizer läuft Marathon, und das in Wahnsinns-Zeiten. Weshalb ihm die Eidgenossen bald in Tellscher Tradition ein Denkmal setzen werden. Ganz bestimmt. Allerdings wäre ihm ein »Renn-Mal« wohl viel lieber, denn auch in der kleinen Alpenrepublik werden die Menschen langsam träge. Röthlin führt seine Topform auch auf das tägliche Koordinationstraining zurück. Auf den ersten Blick könnte sich natürlich die Frage aufdrängen, wieso sich ein Läufer das antut, der die meiste Zeit seines Lebens auf Asphalt unterwegs ist, wo es wenig zu balancieren gibt. Nun: Röthlin ist eben ein Profi, und der weiß, dass erstens die Beinmuskeln allein keinen tollen Laufstil machen und zweitens die relative Monotonie des normalen Laufens den Muskeln und Gelenken auf Dauer zu wenig frische Reize und Impulse bietet.

↑ *Viktor Röthlin ist ein Mann für ganz lange Strecken...*

Das Koordinationstraining stimuliert immer wieder aufs Neue, es schubst die Muskeln aus ihrer Bewegungsroutine und provoziert Reaktionen, hält die Rezeptoren bei Laune. Was Viktor Röthlin genau macht und wie oft, das erzählt er am besten selbst:

Um im Sport weiter zu kommen, darf man nie stehen bleiben! Dies trifft bei einem Marathonläufer wie mir sogar bildlich zu. Daher ist es unerlässlich, in allen Bereichen der Trainingslehre immer weiter zu gehen. Wenn ein Sportler erfährt, dass ein systematisches Koordinationstraining die Ansteuerung der Muskulatur ökonomisiert, wodurch er langsamer ermüdet, dann plant er das Zusatztraining auf den Discs bereitwillig ein.

Leider vergessen viele Läufer aber den Gesundheitsnutzen des Koordinationstrainings. Allerspätestens während der unzähligen Kilometer eines Halbmarathon- oder Marathontrainings sollte der Körper durch ergänzendes Koordinationstraining adäquat vorbereitet werden. Auf längeren Strecken sind gute Koordinationsfähigkeiten besonders wichtig, weil sie die Ermüdung verzögern: Präzise Bewegungen kosten weniger Energie, und so kann der Körper seine energetischen Potentiale besser nutzen.

Nicht nur Marathonläufer wie Viktor Röthlin profitieren vom MFT-Konzept, sondern auch jeder Freizeitsportler. ↓

Konkret bedeutet das, die gelenksnahe Muskulatur zu stabilisieren. Stabile Gelenke sind viel besser vor Überlastung geschützt, und der beim Aufprall des Laufens entstehende Druck wird besser aufgefangen. Auch im Rumpf- und Beckenbereich besteht bei vielen Läufern Handlungsbedarf. Grundsätzlich ist hier neben der zu schwachen Muskulatur auch die schlechte Koordination der Haltemuskulatur für Verletzungen des Bewegungsapparats und für Fehlhaltungen verantwortlich. Richtig absolviertes Koordinationstraining verbessert gezielt die Tiefenmuskulatur und sorgt im Körperschwerpunkt Becken und Rumpf für Ruhe und Stabilität.

Darum ist das Koordinationstraining für mich selbstverständlich. Schon allein der Wortstamm macht es deutlich: »ordinare« (lateinisch: Ordnung schaffen, ordnen). Geordnet sollte nämlich jede Bewegung sein, damit die Muskeln zur richtigen Zeit das Richtige tun. Im Sinne eines ganzheitlichen Trainings habe ich das Koordinationstraining in meinen Trainingsplan integriert. Natürlich als Prophylaxe gegen Überlastungserscheinungen und Verletzungen. Aber so ganz nebenbei macht das Training auf den Discs auch noch richtig Spaß!

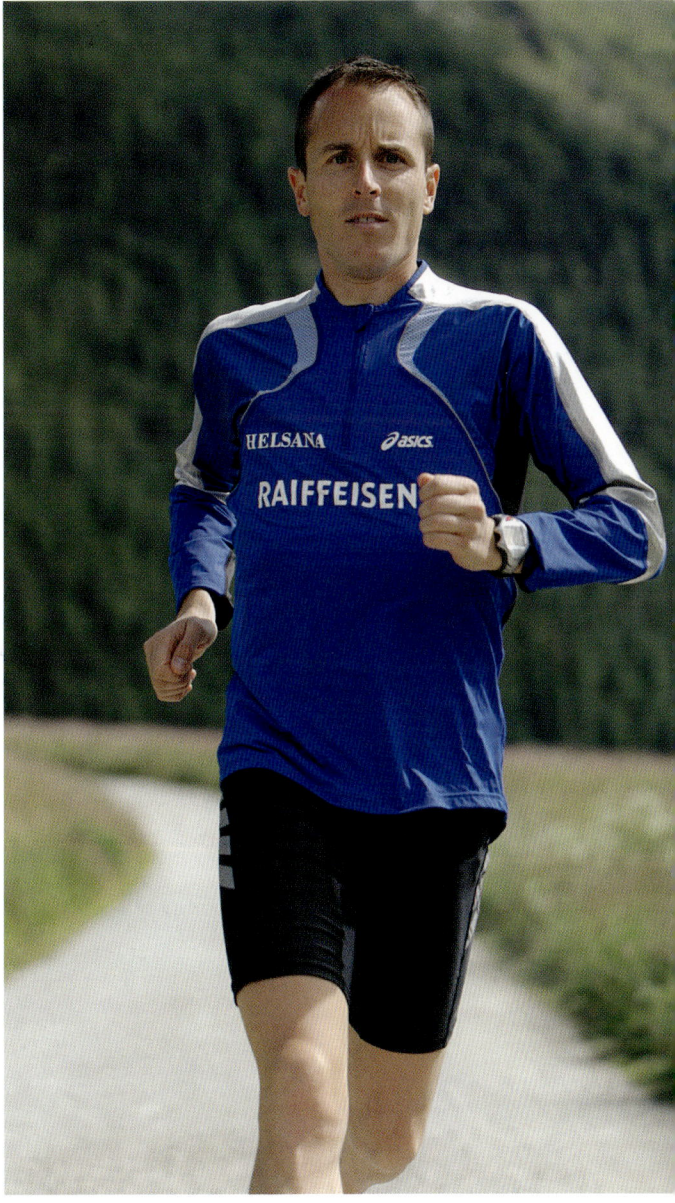

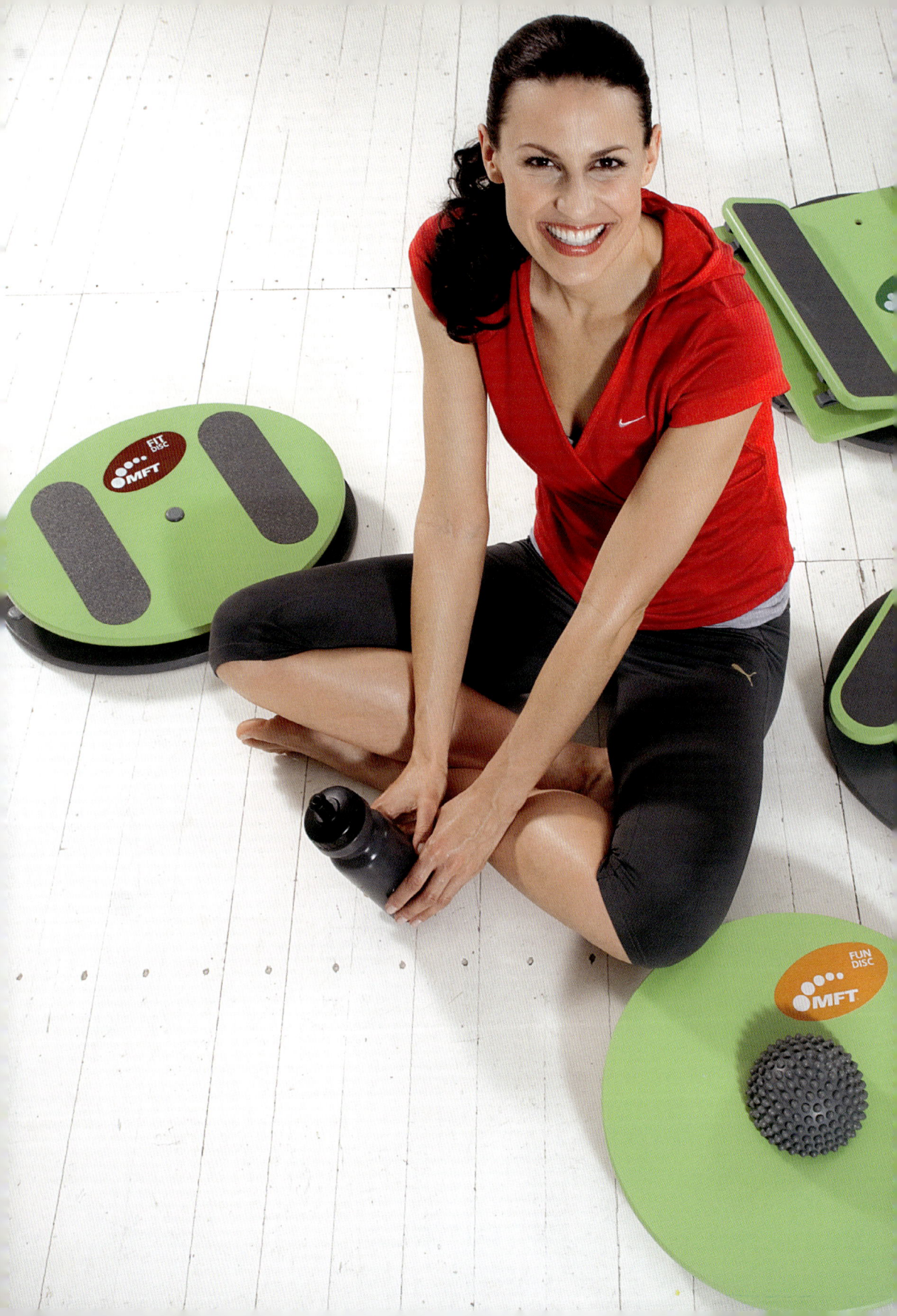

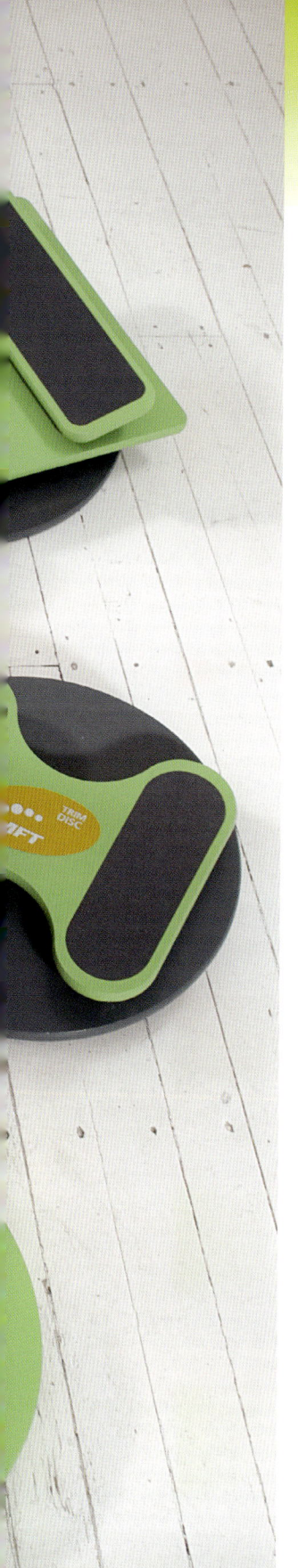

Helfer beim Koordinationstraining

Sie wissen nun genau, worum es beim Thema Koordinationstraining geht. Und nun ist interessant: Mit welchen Hilfsmitteln können Sie Ihre Koordination optimal trainieren? Schließlich gibt es unzählige Geräte! Therapiekreisel, Schaumkissen und Gummibälle in allen möglichen Farben und Formen, die vielleicht ja auch bei Ihnen herumliegen oder von Ihnen regelmäßig genutzt werden – helfen die wirklich?

Was macht die MFT-Discs so besonders?

Sie können Ihre Koordination durchaus ohne jegliche Geräte schulen (siehe ab Seite 109). Aber wenn Sie mit einem geeigneten Gerät trainieren, wird es besonders effektiv. Deshalb geht es an dieser Stelle um »Koordinationshelfer«.

Das Problem bei vielen herkömmlichen Geräten, die die Koordination schulen sollen: Der Effekt ist nur schwer nachweisbar, weil das Training eher vom Zufall als von einer Systematik bestimmt wird. Der Sinn eines Trainings besteht ja aber darin, dass es ständig neue Impulse liefert und jede Übungseinheit mithilfe kleiner Variationen ausgebaut wird. Ein gutes Training verlangt also einfach nach Systematik – und genau diese bieten die MFT-Geräte.

Sie sind also nicht unbedingt »besser« als andere vergleichbare Geräte, sie sind einfach anders. Hinter den MFT-Geräten steht eine komplexe Trainings-Philosophie und mit dieser können Sie richtig punkten, das haben etliche Studien bewiesen. Trotzdem vergleichen Sie am besten selbst und probieren alles Mögliche aus, was wackelt oder einen instabilen Untergrund bietet. Ganz einfach wird's, wenn Sie Mitglied in einem Fitnessstudio sind, denn dort liegen und stehen in den Ecken meist viele verschiedene Geräte herum, die oft gar nicht benutzt werden. Dies zeigt zum einen die gute Absicht, zum anderen aber leider auch das mangelnde Wissen vieler Trainer. Und Sie können auch in einem Sportfachgeschäft nachfragen und sich dort einige Geräte erklären lassen und diese ausprobieren.

Achsengerecht trainieren – so klappt es

Wichtig beim Koordinationstraining sind die Körperachsen. Es gibt drei davon, und sie kreuzen einander unterhalb des Bauchnabels, denn dort befindet sich der Schwerpunkt des Körpers. Die horizontale Achse verläuft auf Höhe der Hüfte praktisch von vorn nach hinten durch den Körper, die Querachse kreuzt die horizontale in derselben Höhe und verläuft von links nach rechts. Durch die Mitte dieses gedachten Drehkreuzes führt die vertikale Achse, die entlang der Wirbelsäule verläuft.

Das Koordinationstraining beinhaltet das Mobilisieren und das Stabilisieren (siehe ab Seite 38). Beim Mobilisieren auf den MFT-Discs wird achsengerecht und dynamisch trainiert. Und achsengerecht bedeutet, dass zum Beispiel beim Wippen nach vorn und hinten die Querachse und die vertikale Achse des Körpers stabil bleiben, und Sie den Körper nur in der horizontalen Achse neigen. Das wird nicht von Anfang an so klappen, weil diese Art Stabilität bereits ein Trainingsziel ist, dem Sie sich unaufhaltsam nähern, je ruhiger die beiden passiven Achsen reagieren, weil sie eben nicht mehr durch die anfangs zahlreichen kompensierenden Bewegungen verschoben werden müssen.

Anfangs müssen diese ausgleichenden Bewegungen sein, denn Sie kalibrieren ja den ganzen Körper, richten ihn an einem Punkt X aus – und dieser befindet sich in Augenhöhe vor Ihnen an der Wand. Sie kennen diese Technik, sie heißt auch Eichen, und genau das machen Sie nun mit Ihrem Körper. Je sicherer Sie werden beim Wippen nach vorn und hinten, desto ruhiger wird die Bewegung, und im Idealfall wird keine andere Achse verschoben. Und jetzt schlägt das Universum oder die Natur zurück: Wenn Sie sich sicher bewegen, ist das zwar ein gutes Gefühl, aber der Trainingsreiz ist dahin, weil der Körper ja jetzt weiß, wie es geht. Spätestens dann kommt die nächste Achse ins Spiel – diesmal die Querachse beim Wippen nach rechts und

Warum achsengerecht trainieren?

Das systematische Üben ist beim Training besonders wichtig, wenn Sie Ihre Leistung kontinuierlich verbessern möchten. Das achsengerechte Training bietet Ihnen die Möglichkeit, gezielt Ihre Schwachstellen zu trainieren. Denn es zerlegt komplexe Bewegungen in einzelne Komponenten. Dadurch erfahren Sie unmittelbar, wo Ihre Schwächen liegen – und wo die Stärken.

links. Und zum Schluss kommt als die Dritte im Bunde die Vertikalachse an die Reihe: beim Rotieren auf der Platte.

So funktioniert es nicht!

Ein achsen-unspezifisches Training kann zum Beispiel so aussehen, dass auf einem labilen Boden alle Körperachsen verschoben sind, einfach nur, weil man sich bemüht, das Gleichgewicht zu halten. Ein solches angestrengtes Ausbalancieren hat allerdings nichts mehr mit Mobilisation zu tun, sondern es dient ausschließlich der Stabilisation. Die Stabilisation ist die zweite große Aufgabe beim Training mit MFT. Nach den jeweiligen Bewegungen in den Achsen, den Mobilisationsübungen, folgt deshalb immer eine Phase der Stabilisation. Irrtümlich gilt die Sta-

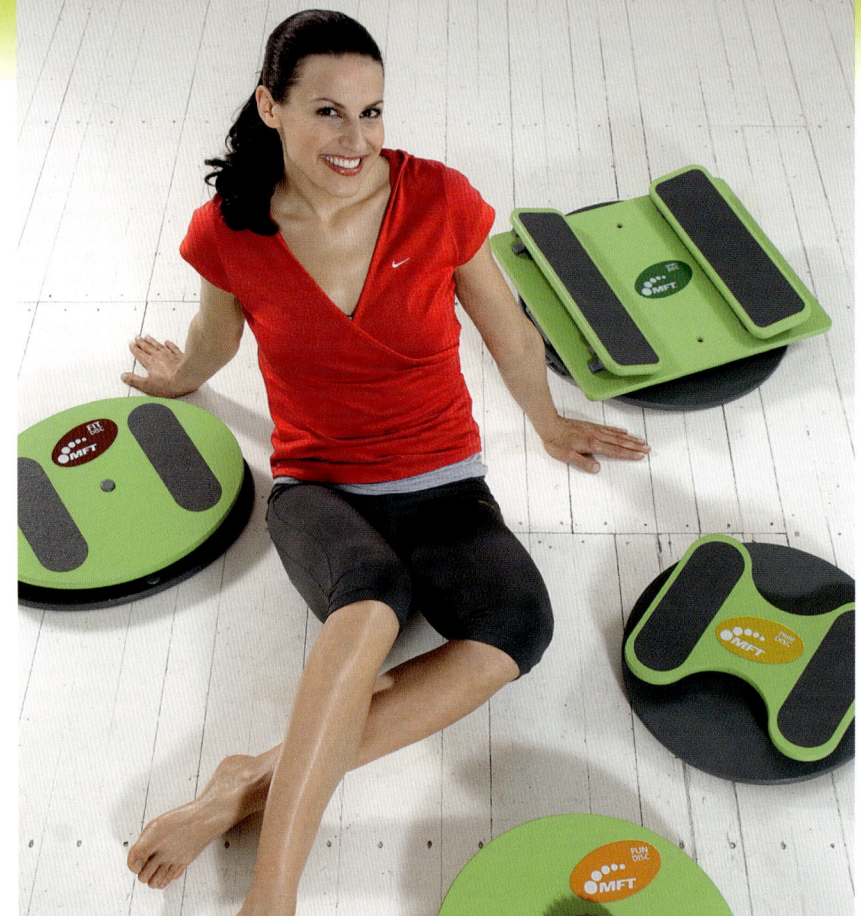

Ganz gleich, wie gut koordiniert Sie schon sind: Unter den MFT-Discs finden Sie sicher diejenige, auf der Sie Ihre Fähigkeiten weiter verbessern können. →

bilisation oft als Synonym für die Gleichgewichtsfähigkeit, doch das ist nur die halbe Wahrheit.

Nun wissen Sie, warum Weichturnmatten oder Therapiekreisel nur bedingt taugen, um Ihre koordinativen Fähigkeiten zu verbessern. Natürlich können Sie diese Geräte auch einsetzen, doch brauchen Sie dann wahrscheinlich gleich mehrere, um verschiedene wackelige Bedingungen zu simulieren. Der Modul-Charakter von MFT hat den Vorteil, dass Sie im Laufe des Trainings durch die Wahl verschiedener Ebenen das Niveau der Übungen immer weiter steigern können. Dabei sind alle Körperachsen gefordert. Achten Sie

sehr genau auf Ihren Körper. Arbeiten Sie besonders an den Schwächen. Die Verantwortung dafür liegt bei Ihnen, denn auch die kleinen, runden »Trainer« lassen sich überlisten – etwa durch eine schlechte Haltung oder indem Sie Übungen einfach übergehen, die Ihnen nicht auf Anhieb gelingen. Damit aber tun Sie sich keinen Gefallen!

Auf den nächsten Seiten stellen wir Ihnen die vier Geräte vor, die ein achsengerechtes Training garantieren und Sie suchen sich das passende aus. Welches Gerät für Sie am besten geeignet ist, hängt davon ab, welche Trainingsziele Sie verfolgen und wie fit Sie bereits sind.

Welche Disc passt zu mir?

Auf den folgenden Seiten dreht sich alles um die MFT-Produkte. Bitte haben Sie Verständnis dafür, denn dies ist die einzige Möglichkeit, zu sehen, wo Sie stehen – gemessen an den MFT-Standards. Und die Chancen stehen gut, dass diese Standards künftig der Gradmesser sein werden für alle Fragen zu Ihrer Koordination. Egal wo diese auftauchen: im Fitnessstudio oder in der Reha, von der Krankenkasse finanziert oder in weiser Voraussicht privat investiert, ob aus Spaß oder aus Vernunft ...

Im nächsten Kapitel folgen dann die einzelnen Workouts zu den verschiedenen Discs, wobei wir am meisten auf der Trim Disc trainieren werden. Doch nun erst einmal Vorhang auf für die vier runden »Koordinations-Profis«.

Die Spaß-Platte für Einsteiger

Die Fun Disc heißt so, weil sie natürlich Spaß machen soll. Das Modell lässt sich noch am ehesten mit diversen Therapie-Kreiseln vergleichen, weil ein genoppter Gummiball die Mitte der Unterseite ziert. Das Wackeln lässt sich so besser kontrollieren und die Balance leichter halten. Wer die Platte jedoch umdreht, kann gleich mit dem achsengerechten Training starten, denn zwei Kufen an den Außenseiten laden ein zum Kippen – nach vorn und hinten, links und rechts. Die Scheibe eignet sich besonders für Kinder, um einfach darauf herumzuturnen und für einfache Übungen.

Zwar gibt es im Buch auch ein Programm (ab Seite 54), doch ist ein solches ja zumindest für die kleinen Sportler kaum nötig, denn jede neue Bewegung lässt die Rezep-

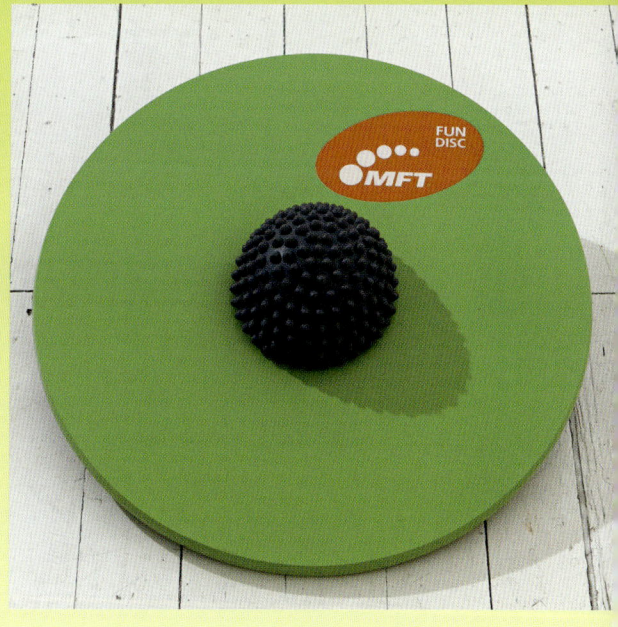

↑ *Viel Spaß dabei! Mit der Fun Disc wird das Training zum Vergnügen.*

toren nur so sprießen. Das dauert bei den Erwachsenen bekanntlich schon etwas länger, aber es passiert dennoch lebenslang weiter – und nur das zählt. Deshalb eignet sich die Platte auch für Einsteiger ins Training.

Die Variationskünstlerin für alle

Wer sich relativ fit fühlt und beim Gedanken an Rollschuhe oder Inline-Skates nicht gleich in Angstschweiß badet, dem empfehlen wir die Fit Disc. Während die anderen Modelle alle modular aufgebaut sind, zeichnet sich die Fit Disc gerade durch ihre kompakte Art aus. Die Trainings-Platte steht über der Boden-Platte, in der Mitte sind die beiden durch einen Gummikern getrennt. Die obere Platte ist in alle Richtungen völlig flexibel. Während Sie darauf stehen, können Sie mit allen Körperachsen arbeiten, was bedeutet, dass Sie ein besonders effektives und komprimiertes Training absolvieren können. Deshalb eignet sich die Platte perfekt für den Einsatz immer und überall, ob zu Hause oder im Büro: einfach draufstellen und üben. Auch ältere Menschen werden mit dieser Disc die meiste Freude haben, weil die Platte nicht nur sicher wirkt, sondern auch sicher ist – das liegt an den relativ moderaten Neigungswinkeln. Praktisch die Platte des Vertrauens für die noch etwas Verzagten aber definitiv Gesundheitsbewussten, die Gestressten aber doch Motivierten, kurz: für die ganze Familie.

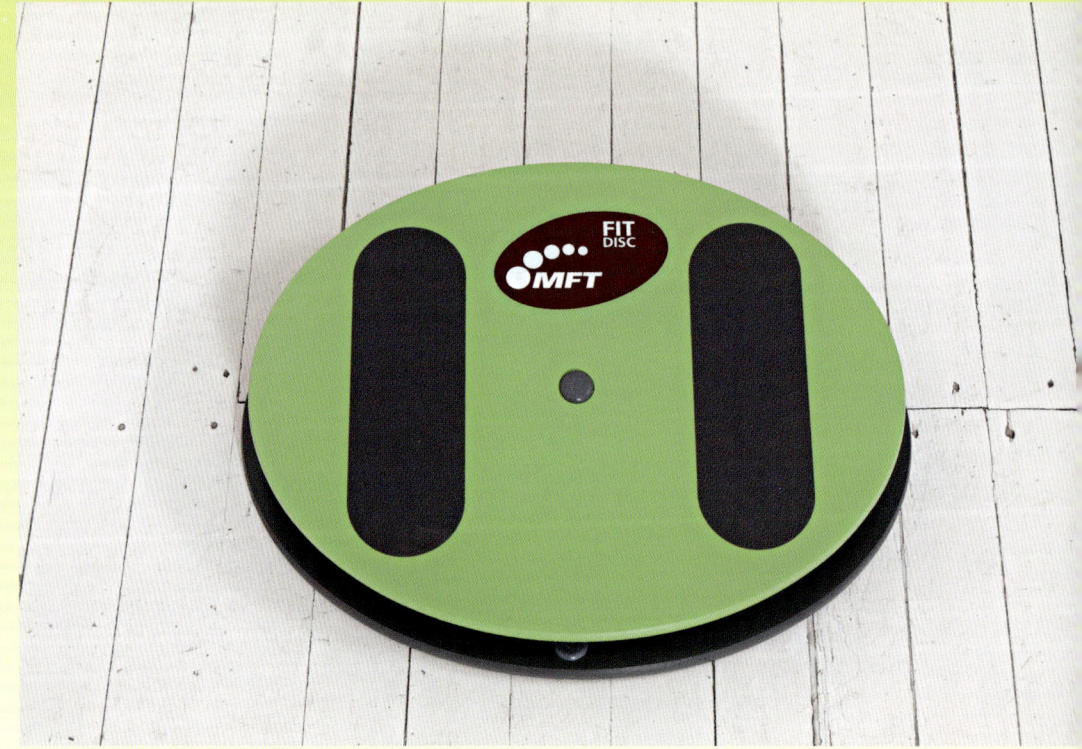

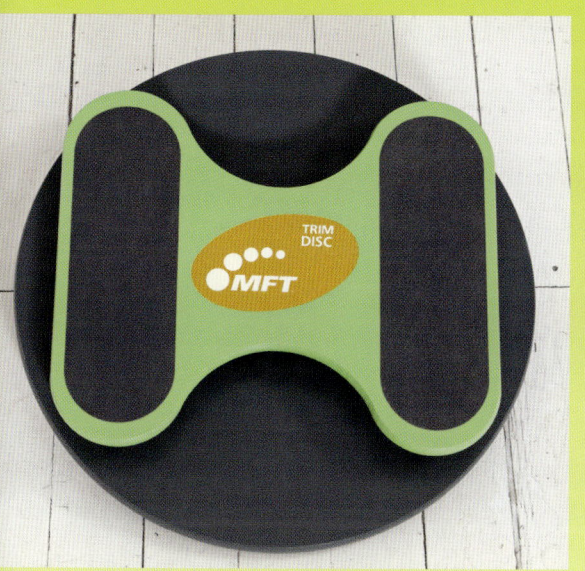

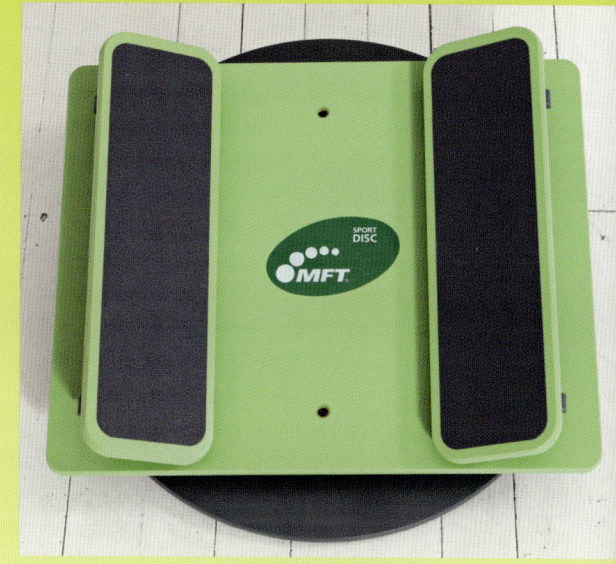

Trim Disc – gute Wahl für Fitnessbewusste

Nun wird es richtig spannend, denn die Trim Disc bietet das komplette Programm auf ziemlich hohem Niveau. Sie besteht aus zwei Modulen und ist so konstruiert, das zum Beispiel beim Rotieren so richtig die Post abgeht. Dieses Allround-Gerät wendet sich an Freizeitsportler, die mit Hilfe von Koordinationstraining ihre Leistungen verbessern wollen und entsprechende Workouts fest in ihren sportlichen Alltag integrieren.

Und die Übungen haben es wirklich in sich: Im Vergleich zur Fun Disc sind zum Beispiel die Kufen der Trim Disc spitzer und liegen weniger auf dem Boden auf, was das Balancieren schon anstrengender macht. Doch darin besteht ja gerade der Reiz für Körper und Geist.

Sport Disc – etwas für Sportliche

Das Nonplusultra unter allen vier Discs ist dann die Sport Disc, und hier zeigt sich, dass auch Erfinder große Kinder sind und sich gern austoben – hier haben sie es getan! Die Sport Disc erweitert das Üben um einen wesentlichen Faktor, das Üben in der dritten Ebene: Das Sprunggelenk wird gekippt. Wer die Disc sieht, kann sich vorstellen, dass MFT-Gründer Ewald Aigner lange Zeit mit Skirennfahrern gearbeitet hat, denn schon das Wippen mit den zwei mobilen Brettern unter den Füßen fordert den Athleten. Und nun: Raus aus den Schuhen und runter mit den Socken, denn Ihre Füße freut es am meisten, wenn sie den direkten Kontakt zum Brett bekommen. Muskeln, Bänder und Gelenke schließen sich dem Freudentanz an, der auf den folgenden Seiten beginnt.

Die Grundposition und der richtige Start

Jedes erste Mal ist etwas ganz Besonderes, in welcher Beziehung oder Lebenslage auch immer. Jetzt geht es los, und wir bitten Sie zum Test-Wippen auf die MFT-Disc.

Der erste Test kann in einem Fitness-studio stattfinden. Sollten in Ihrem Studio keine MFT-Discs verfügbar sein, versuchen Sie es im Sportfach-geschäft: Bitten Sie um ein Gerät zum Ausprobieren, das dürfte in einem gut sortierten Laden kein Pro-blem sein.

Prinzipiell gibt es beim Koordinati-onstraining zwei Stadien, auf die Sie sich konzentrieren müssen und die Sie durch alle Workouts begleiten werden: das Stabilisieren und das Mobilisieren. Diese Unterscheidung ist sehr wichtig, und wir legen dabei besonderen Wert auf das Mobilisie-ren. Warum wir das tun? Weil vor allem am Anfang beim Balance-Trai-ning oft der erste Gedanke dem Sta-bilisieren und damit dem Stillhalten, dem Nicht-Fallen, dem Obenbleiben gilt. Ganz klar, warum das so ist: Auf einem Therapie-Kreisel oder einem Gummikissen zum Beispiel besteht nun mal die Aufgabe darin, den Kör-per mithilfe der Muskelspannung und durch das Verlagern des Körper-schwerpunkts im Gleichgewicht zu halten – all diese Bewegungen die-nen allein dem Stabilisieren.

Mindestens ebenso wichtig aber ist das Mobilisieren, und Sie werden schnell den Unterschied beim Trai-ning spüren, falls Sie aus der Schule der Stillhalter kommen.

Es kommt auf die richtige Haltung an

Machen wir gleich mit der Haltung weiter. Sie wissen, dass das Koordi-nationstraining auch die Körperhal-tung verbessern soll. Das ist richtig. Aber jedem wird es gelingen, wenn er sich nur genug anstrengt, auch mit einer grausigen Haltung in der Balance zu bleiben. Das ist wirklich ein Dilemma und einer der Gründe dafür, weshalb dicke bunte Bälle am Arbeitsplatz nicht automatisch die Rückenschmerzen vertreiben. Dass die Menschen weiterhin auf Stühlen sitzen, liegt unter anderem auch da-ran, dass wir uns auch auf rücken-gesunden Bällen oder Hockern ganz fürchterlich unergonomisch hin-lümmeln und trotzdem nicht run-terfallen. Auch mit Rundrücken kann man die Balance halten – le-diglich das Bewegen fällt schwerer.

Deshalb reiten wir in diesem Buch so auf dem Thema Mobilisieren rum. Und der Begriff Reiten passt perfekt: Geht das Pferd im Schritt, können Sie auf dem breiten Rücken eigentlich tun, was Sie wollen, Sie werden trotzdem nicht fallen. Aber wehe, das Pferd galoppiert in den Sonnenuntergang, dann müssen Sie sich sofort konzentrieren und sich rhythmisch mitbewegen. Das Stabilisieren entspricht dem Schritt des Pferdes, das Mobilisieren dem Traben und Galoppieren, je nachdem wie fit Sie schon sind. Das Thema ist übrigens außerhalb des Leistungssports noch nicht so bekannt – deshalb die vielen Erklärungen.

Der Start auf schwankendem Untergrund

Nun also los! Stellen Sie sich bitte auf die Platte, am besten barfuß. Wenn Sie durchaus möchten, können Sie auch die Socken anbehalten oder Turnschuhe mit dünnen, flachen Sohlen tragen. Barfuß zu trainieren ist jedoch optimal, da der direkte Kontakt zwischen Platte und Fuß wichtig ist für die Entwicklung der Muskulatur und die darin wirkenden Rezeptoren, ebenso für die Bänder und Sehnen rund ums Gelenk, aber das wissen Sie ja schon.

Nun haben Sie also den festen Boden verlassen und bewegen sich in einer spektakulären Höhe von 50 Millimetern über dem Parkett oder Teppichboden. Die erste Aufgabe besteht jetzt darin, dass Sie die Balance halten und oben bleiben. Es wäre schön, wenn Sie die kleine Übung vor einem Spiegel machen könnten, damit Sie wirklich sehen können, wie Sie sich langsam aufrichten. Dabei werden Sie dann buchstäblich über sich hinauswachsen. Das geschieht von allein, wenn Sie nur die Schultern leicht zurückziehen, die Brust heben, das Kinn so weit senken, dass Sie geradeaus schauen. Im Spiegel sehen Sie sich dann selbst in die Augen. Und auch in Zukunft sollten Sie sich stets einen Punkt im Raum suchen und diesen mit den Augen fixieren, um sich so leichter auf Ihre Aufgabe konzentrieren zu können.

Wir sind noch nicht fertig mit dem Stabilisieren auf hohem Niveau, aber fast. Der Oberkörper hält sich schon ganz gut, Rücken gerade, Brust raus, Schultern zurück – bitte immer wieder daran denken.

Da auch beim Koordinationstraining die Gewalt gewissermaßen vom Fußvolke ausgeht, ist der Stand immens wichtig: In der Grundposition stehen Sie schulterbreit, die Knie

Halten Sie auch schon lächelnd die Balance? Spätestens nach dem Training auf der Disc werden Sie es können. ↓

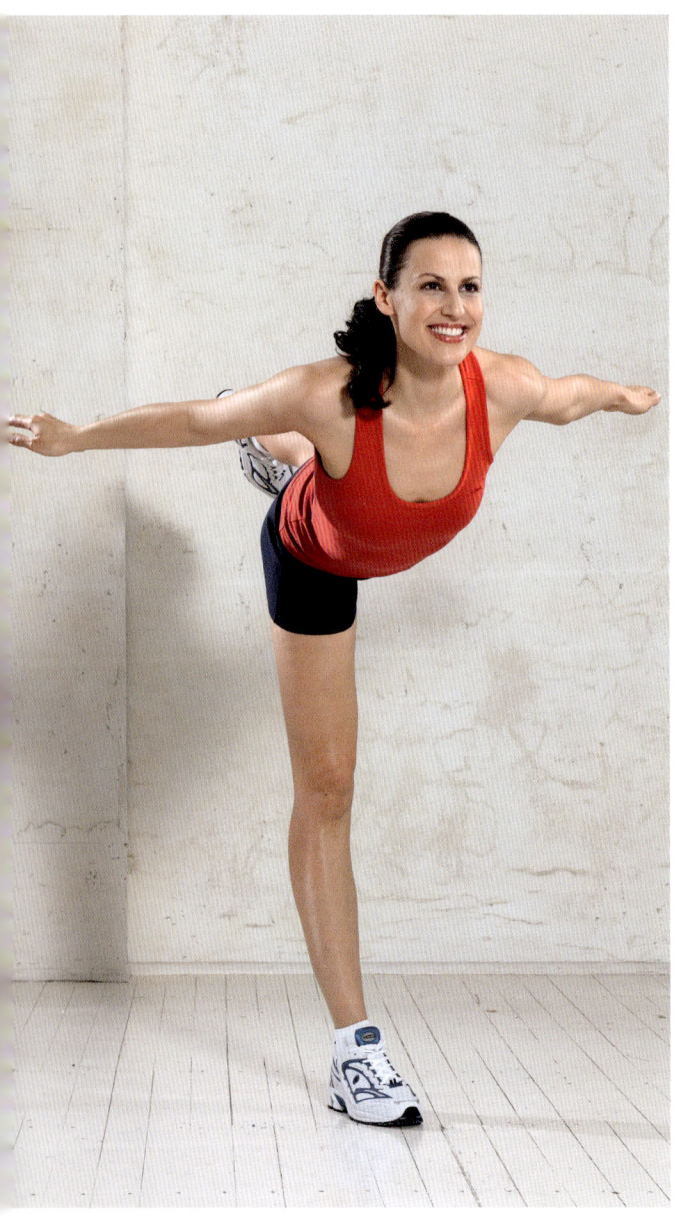

sind locker. Und was passiert mit dem Becken? Das begibt sich ja nur zu gern ins Hohlkreuz und genau dort holen Sie es ab, indem Sie den Po nach vorn schieben. Darum auch der Spiegel: Das Aufrichten des Beckens können Sie darin perfekt verfolgen. Die langsame Bewegung ist für Sie mindestens so wichtig wie eine Mondlandung. Neil Armstrong schuf sich damals Schritt für Schritt seine eigene Schwerkraft – Sie dürfen auf der Erde täglich gegen diese Kraft kämpfen und dabei kapitulieren die Bauchmuskeln meist zuerst, weil es im Sinne der Evolution noch recht junge Muskeln sind.

Wie gut es mit Ihrer Körperbalance aussieht, können Sie mit sehr einfachen Übungen feststellen (siehe Bild links). Und noch besser natürlich auf einer der MFT-Discs:

Es folgt die erste echte Übung, eine einfache dazu, und sie heißt: Stabilisieren. Sie bleiben in der Waage und versuchen möglichst lange und ohne großes Gewackel die Stellung zu halten. Die Wackelei kommt von reflexartigen, von den Muskeln selbst provozierten Kompensationsbewegungen, die beim Balancieren auf der Disc helfen. Wackeln Sie ruhig ein wenig herum und bekommen Sie ein Gefühl für das Training im Freien, runterfallen werden Sie eh nicht,

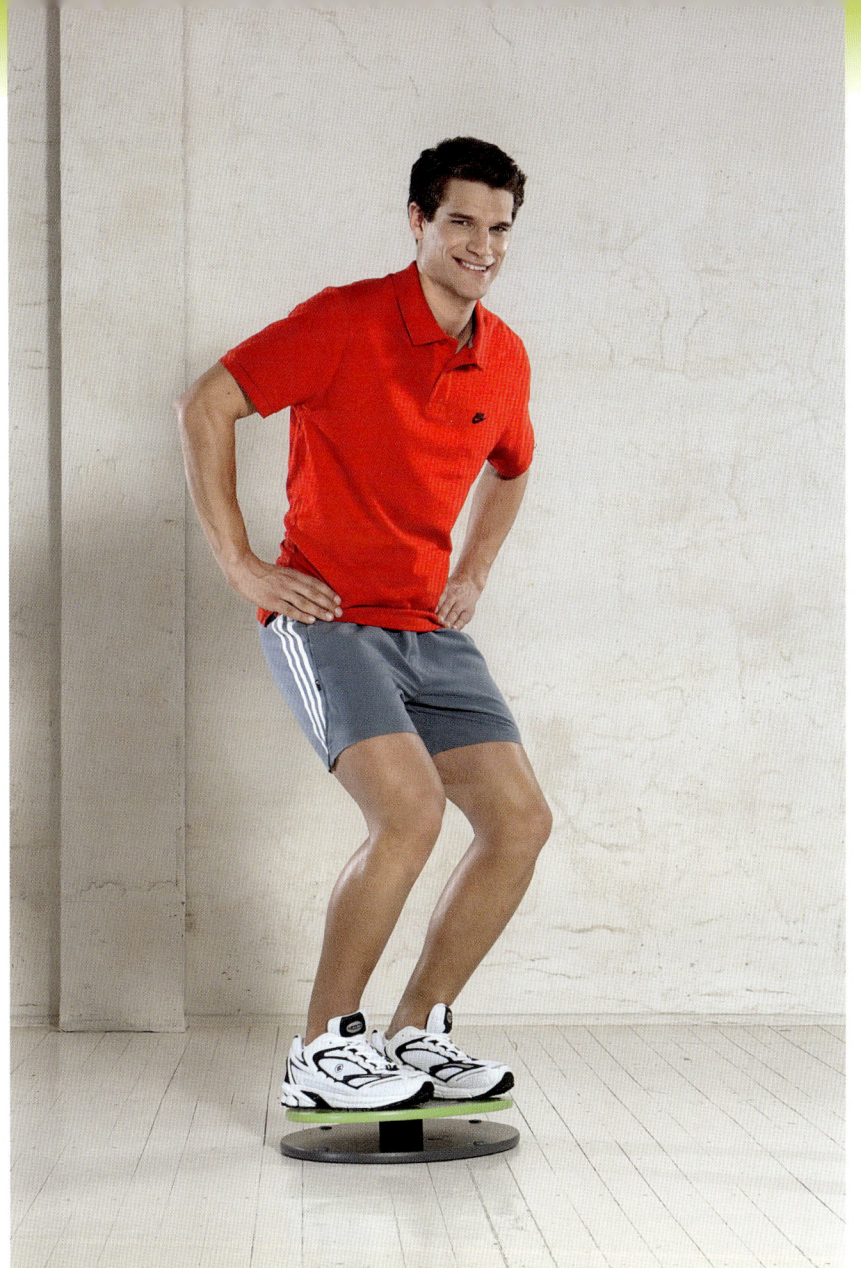

← Sie kennen nun die verschiedenen Discs, dann kann es ja losgehen!

Die erste Lektion:
Stabilisieren auf einer MFT-Disc

Halten Sie das Gleichgewicht: Die Platte bleibt in der Waagerechten, und Sie stehen möglichst aufrecht, mit leicht gebeugten Knien. Mit den Händen balancieren Sie kleine Schwankungen aus. Atmen Sie dabei tief ein und aus.

und ein wenig Bodenkontakt kann ja nicht schaden. Neben der äußerlichen Haltung kommt auch die innerliche im wörtlichen Sinne zum Tragen: Diese zeigt sich nämlich in Ihrer Atmung. Wenn möglich, konzentrieren Sie sich gleich von Anfang an auch auf das bewusste Atmen, ganz besonders auf das tiefe Ausatmen. Sollte das gerade alles ein wenig viel sein, dann vergessen Sie es gleich wieder, wir wollen Sie nicht stressen – wir kommen dann einfach später auf die Atmung zurück.

Wenn Ihnen das alles bisher aber gut gelingt, dann achten Sie bitte auf eine tiefe Bauchatmung – und das war's auch schon.

Rundum ausbalanciert

In diesem Sinne wirkt unser Ganzkörper-Workout auf mehreren Ebenen, und das ist so großartig am Koordinationstraining: Jeder kann jederzeit tun, was er will, tut sich dabei immer etwas Gutes und läuft nie Gefahr, zu übertreiben. Je nachdem, wie Sie beschaffen sind, körperlich und auch mental, gibt es zwei recht verschiedene Wege, auf denen es Ihnen gelingen kann, in der Schwebe zu bleiben. Der anfangs einfachere, auf Dauer aber anstrengendere Weg ist der über die Kraft:

Sie spannen die Muskeln in den Beinen an und halten sich auf diese Art. Praktisch versuchen Sie damit, Ihre Sensomotorik »manuell«, also mittels Kraft zu regulieren. Irgendwann schaffen Sie es, dass Ihre Sensomotorik sich selbstständig reguliert, doch anfangs müssen Sie noch ein wenig nachhelfen. Am besten auf dem zweiten Weg.

Von Anfang an auf dem richtigen Weg

Eingangs sagten wir, dass das Koordinationstraining alles andere sei als eine starre Angelegenheit – und nun stehen Sie wie angewurzelt auf der Platte. Das ist Absicht, es soll so sein. Denn damit ist das erste Ziel erreicht, Sie halten die Balance und spüren Ihren kompletten Bewegungsapparat. Wie fühlt sich das an? Und strengt es an? Für Sportler, die sich ständig mit den Funktionen des Körpers beschäftigen müssen, ist das wahrscheinlich weniger aufregend, doch auf die warten dafür ab Seite 104 die speziellen Workouts mit der Sport Disc. Und Sie stehen immer noch oben? Sehr gut, aber nun kommen Sie bitte von der Platte herunter, schütteln die Beine aus, machen zwei oder drei Kniebeugen, lassen die Hüfte kreisen und versuchen nun die elegante Variante des erhabenen und erhobenen Stehens – diesmal ohne bewusstes Anspannen der Muskeln: Sie verlagern einfach Ihr Gewicht. Manche würden es ja am liebsten fast ganz auslagern und nie wieder abholen, werden aber doch immer wieder von ihren Pfunden eingeholt. Wenn Sie ein paar Kilo abnehmen möchten, bekommen Sie dazu im Kapitel 4 die nötigen Informationen, das geht mittels Bewegung ganz schnell und ist ziemlich simpel.

Anspruchsvoller dagegen ist das Verlagern des Gewichts, sprich: die gezielte Arbeit mit der Hüfte. Wie wir es beim Thema Körperachsen beschrieben haben (siehe ab Seite 32), befindet sich der gedachte Schwerpunkt des Körpers knapp unterhalb des Bauchnabels. Wenn nicht gerade ein großer Bauch die Position behauptet, dann bilden Hüfte und Po das Epizentrum, und wenn Sie diese bewegen, verlagern Sie auch Ihr Gewicht. Eine wichtige Bewegung bestand bereits im Aufrichten des Beckens, praktisch justiert die Grundposition den Schwerpunkt genau über der Platte, verteilt die Last gleichmäßig auf beide Beine – und alles ist im Lot. Wenn es unruhig wird auf der Platte, dann schieben Sie diesmal die Hüfte ganz

Zwei Arten der Muskelarbeit

Hier nun noch etwas zur Arbeitsweise der Muskulatur: Wenn Sie die Muskeln anspannen, dann trainieren Sie isometrisch, das ist der Begriff für die statische Muskelarbeit, die typische Haltearbeit. Kommt dann ein wenig Bewegung ins Training, und die Muskeln beugen und strecken sich, dann handelt es sich um ein dynamisches Workout. Beide Formen der Muskelarbeit sind feste Bestandteile eines guten Koordinationstrainings, und beide Varianten werden Sie mit den Programmen in diesem Buch probieren und üben. Deshalb kommt ein Koordinationstraining nach MFT einem sanften Krafttraining gleich.

leicht hin und her und lassen die Beinmuskulatur außen vor. Keine Sorge: Deren Grundspannung bleibt schon deshalb erhalten, weil die Knie leicht gebeugt sind, das dehnt den Beinstrecker, und der Beinbeuger muss sich leicht anspannen.

Sanftes Krafttraining – wie und warum?

An der Universität Bayreuth, wo die Fitness-Forschung in Deutschland begann, lange bevor auch andere Sportfakultäten sich dem Freizeitsport widmeten, verfassten Wend-Uwe Boeckh-Behrens und Wolfgang

Buskies viele Studien über diverse Methoden des Krafttrainings und dessen Effizienz. Denn seit ewig langer Zeit stand die dubiose Phrase im Raum: »No pain – no gain«, also nur schmerzhaftes, anstrengendes Training bringe Erfolg.

Doch dann widerlegte man in Bayreuth diese These mit Zahlen und kam zu dem Schluss, dass auch ein schmerzfreies Krafttraining zum Ziel führt. Die Probanden packten die Hanteln wieder weg und quälten sich nicht bis zur absolut letztmöglichen Wiederholung, die natürlich schmerzt, weil der Muskel versagt. Das tut er, weil er keinen Sauerstoff mehr bekommt und sich beim Energieverbrauch im Muskel Milchsäure sammelt. Diese muss erst wieder abgebaut werden, bevor es weiter gehen kann. Das ist kein großes Drama, man braucht nur kurz innezuhalten und zu pausieren, und das Laktat, wie die Milchsäure auch heißt, verabschiedet sich gen Leber. Allerdings verwahren wir uns gegen die ganze Hysterie ums Messen der Laktatwerte, denn die Milchsäure erfüllt ja auch einen Zweck – zum einen schützt sie die Muskeln durch den Schmerz vor zu intensivem Training, zum anderen regt sie den Muskel aber auch zum Wachsen an.

Koordination – auch gut für das Kraft- und Ausdauertraining

Mit der Kraft und der Ausdauer ist das immer so eine Sache. Natürlich passen sich auch diese den Trainingsreizen an, das Problem aber liegt meist darin, dass es schwierig ist, die richtige Intensität zu finden. Ist das Training zu heftig, dauert die Erholung ewig und Muskelkater bremst den ganzen Spaß. Ähnlich ist es beim Laufen: Es dauert eine ganze Zeit, bis die Leichtigkeit des Seins sich bemerkbar macht und wenn es endlich klappt mit der Luft, muss der ganze Apparat lernen durchzuhalten. Es kostet Schweiß und Geduld, bis die Muskeln, Sehnen, Bänder, Knochen und Gelenke ohne Murren mitmachen.

Die Muskeln lassen sich dabei noch am leichtesten und schnellsten überzeugen, die anderen Partner im System dagegen brauchen mehr Zeit für die Anpassung. Mit gezieltem Koordinationstraining lässt sich dieser Prozess beschleunigen, und parallel dazu profitiert der Körper noch von vielen weiteren Effekten. Und der Geist sowieso.

Koordination und Kraft

Auch bei einem sehr sanften Krafttraining produzieren die Muskeln stetig Milchsäure, die den Muskel zum Wachsen anregt. Aber das Laktat wird bei einer leichteren sportlichen Betätigung natürlich nur in begrenzten Mengen produziert, was wiederum die Erholungszeit verkürzt. Auch klar, oder?

Wer also leichter trainiert, regeneriert sich entsprechend schneller und kann demzufolge häufiger trainieren. Und das passt bestens zu unserem Ansatz von den täglichen zehn bis 15 Minuten auf der Disc. Denn neben den Erkenntnissen zum sanften Training verdankt die Sport- und Fitnesswelt den unermüdlichen Forschern aus Franken eine noch bedeutendere Einsicht: Das Entscheidende beim Training ist die Kontinuität. Nicht die Intensität des Workouts, also die Härte des Trainings, und auch nicht der Umfang oder die Dauer. Die Regelmäßigkeit bringt den anhaltenden Erfolg! Und diesen Grundsatz konnte MFT erfolgreich in seinem Konzept umsetzen: Denn mit dem Koordinationstraining ist das Durchhalten gar kein Thema. Selbst wenn Sie mal einen schlechten Tag erwischen und sich gar nicht bewegen wollen – dann gehen Sie halt in die Grundposition,

bleiben einfach auf der Disc stehen und überlegen zum Beispiel, was Sie mit dem Rest des Tages Sinnvolles anfangen wollen.

Eine Gemeinsamkeit von sanftem Krafttraining und Koordinationstraining ist, dass die Qualität der Muskulatur verbessert wird. Nicht die Quantität zählt, sondern die Güte der bestehenden Muskelmasse und diese soll weiter optimiert werden. Warum das so ist? Ganz einfach: Was helfen viele Muskeln, wenn diese relativ träge sind, weil sie über das Getriebe eines Panzers verfügen? Weniger Masse ist dann viel mehr, weil Sie damit nämlich so rasant in die Gänge kommen wie ein Formel-1-Rennwagen.

Sensomotorik und Mut

Wenn Sie erst einmal mit den MFT-Übungen vertraut sind, dann arbeiten Ihre Muskeln mit einer fein abgestimmten Sensomotorik (siehe ab Seite 14), die Ihnen ganz neue Perspektiven eröffnet. Warum? Regelmäßiges Koordinationstraining lässt beispielsweise die hartnäckigen Schmerzen im Rücken verschwinden und erhöht die Bewegungssicherheit – und auch die Lust an der Bewegung nimmt wieder zu! Und damit wächst der Mut, Neues zu probieren: ob Klettern oder Surfkurs – die Welt steht Ihnen offen!

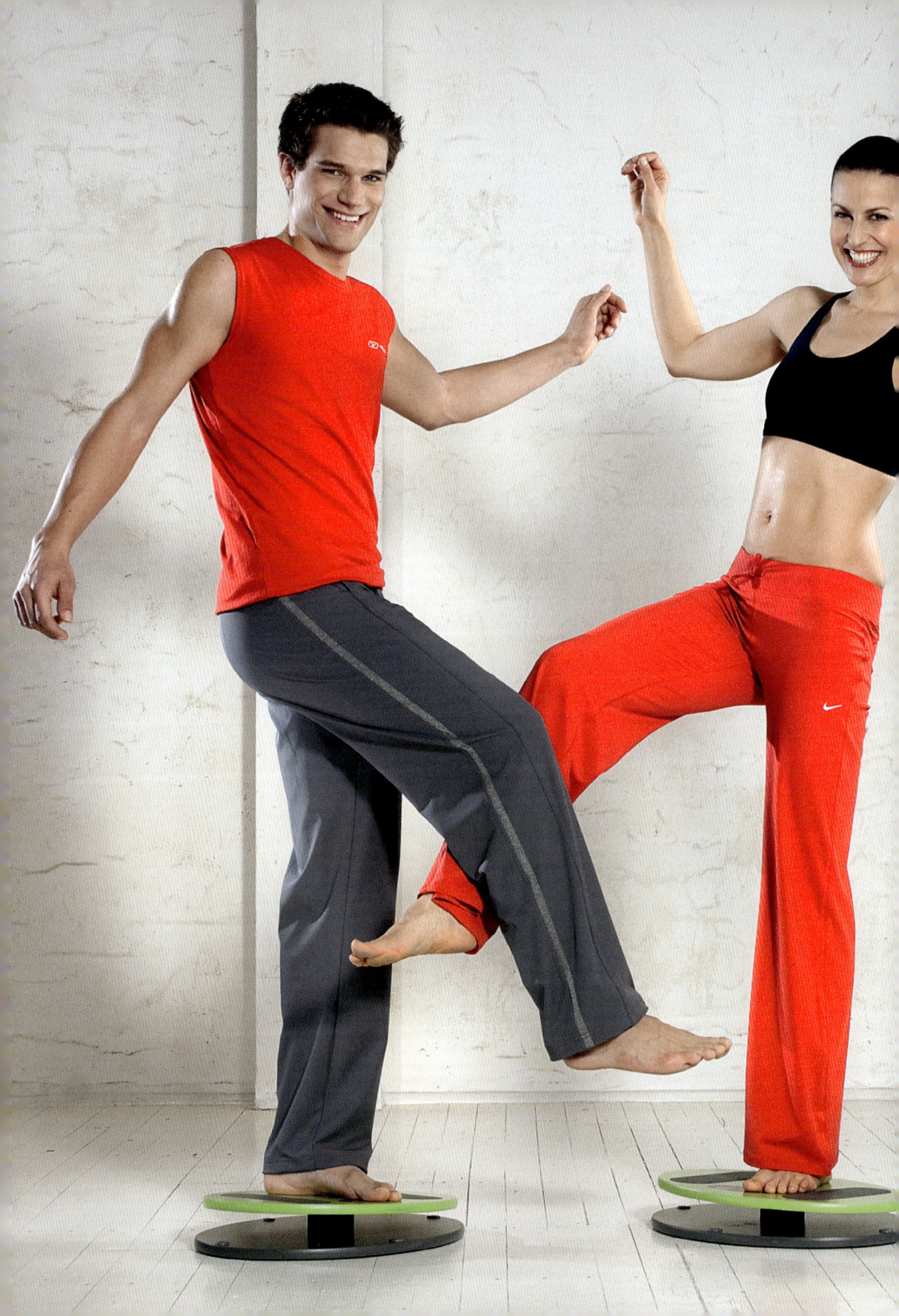

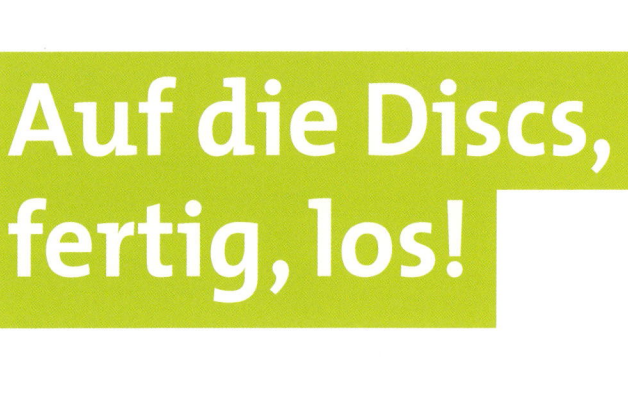

Auf die Discs, fertig, los!

Jetzt kommen wir endlich richtig zur Sache: Der Spaß auf den wackligen Platten beginnt! Bis eben haben Sie noch an der eher statischen Grundposition gearbeitet und vor dem Spiegel schon eine richtig gute Figur gemacht, jetzt wird es noch besser. Auf den folgenden Seiten finden Sie Programme für das Training auf den einzelnen MFT-Discs.

Rundum koordiniert – Basics auf der Fit Disc

Jetzt rasch noch ein paar Informationen, die für die verschiedenen Programme auf allen Discs wichtig sind. Und wir erklären hier die Basis-Moves auf der Fit Disc, dem »Volkswagen« fürs Koordinationstraining, auf der sich jeder fit halten kann.

Die Philosophie von MFT ist das »Body Teamwork®«. Ihren Körper kennen Sie ja einigermaßen und die Bedeutung des Teamworks ist Ihnen auch vertraut. Die Idee hinter dem Wort: Der Körper wird als Ganzes betrachtet, weil er als System oder Einheit nur optimal funktioniert, wenn alle Partner ausgewogen beteiligt sind und sich wohl fühlen. Das wussten schon die antiken Griechen, und auf den Punkt brachte es Aristoteles mit dem geläufigen Zitat, dass das Ganze eben mehr sei als bloß die Summe seiner Teile. Das gilt auch für Sie: Körper und Geist kooperieren rund um die Uhr, und dieses Teamwork wollen wir nachhaltig stärken – ganz besonders das Zusammenspiel von Muskeln und Nerven. Das macht Sie resistent gegen die Widrigkeiten des Alltags.

Body Teamwork® betont, wie wichtig der Gedanke der Zusammenarbeit ist, wie stark Sie sind, wenn alle voll integriert sind und auch, wie schwach und verletzlich, wenn das System aus dem Gleichgewicht kommt. Wenn es Ihnen richtig gut geht, registrieren Sie diese Kooperation nicht weiter. Tauchen aber Beschwerden auf, kommen die Fragen. Ein Beispiel sind die Rückenschmerzen, für die es nur selten einen konkreten Anlass gibt. Meist sind sie unspezifischer Natur, was das Problem noch verstärkt, denn nun kommt der Geist ins Spiel, der geprägt von einem meist mechanistischen Weltbild, nach einer »Reparatur« und einer schnellen Lösung verlangt.

Wer jedoch die Idee des Body Teamworks® verstanden hat, der stellt sich auf die Platte, übt und überlegt. Viele Probleme oder Verspannungen lösen sich hier innerhalb von zehn Minuten ganz von selbst. Probieren geht nicht immer über studieren, natürlich sollen Sie sich umfassend informieren. Aber die zehn Minuten zum Probieren haben Sie immer übrig, und Sie werden sehen, wie schnell Ihr Team topfit wird.

Der Start: Grundpositionen auf der Fit Disc

Schluss mit der Vorrede: Jetzt geht's los mit dem achsengerechten Training (siehe ab Seite 32). Die Grund-

Rund um die Fit Disc

Die Fit Disc besitzt eine Besonderheit fürs akustische Training: vier Plastik-Stopper auf dem unteren Brett, ausgerichtet wie die Himmelrichtungen auf dem Kompass. Ihre »Nase« zeigt nach vorne in Richtung Norden, und im Winkel von 90 Grad folgen jeweils rechts Osten, hinten Süden und links der Westen.

übungen auf den folgenden Seiten werden Sie bei den Workouts auf allen Platten begleiten, sie sind die Basis der Mobilisation und wechseln in den Workouts stetig mit Momenten der Stabilisation.

Falls Ihnen die Übungen etwas beinlastig vorkommen, keine Sorge, auf den folgenden Seiten gesellen sich noch viele weitere Übungen dazu, die speziell Bauch und Rücken, Arme und Schultern trainieren.

Zum Ausprobieren: So verstehen Sie die Fit Disc

Mit dem Stabilisieren geht's los (siehe Seite 50). Als nächste Übung steht dann die Ost-West-Passage an, das Trainieren in der Querachse, kurz: Wackeln von links nach rechts und von rechts nach links. Sie stehen bequem in der Grundposition und drücken den linken Fuß zu Boden. Arbeiten Sie mit der Kraft des Beines, oder schieben Sie die Hüfte leicht nach links, und schon rutscht die ganze Last des Körpers in diese Richtung. Wenn Sie Ihr Gewicht präzise verlagert haben, dann wird das Kippen durch ein »Klack« gebremst. War die Landung ungenau, ertönt stattdessen ein dumpfes »Klock« – Holz trifft auf Holz. Ziel ist eine regelmäßige Folge schön intonierter

»Klacks«, denn dann bremst die Scheibe auf dem Plastikpunkt, und das zu beiden Seiten.

Anfangs hagelt es sicher Dissonanzen, aber stören Sie sich nicht daran, Sie bekommen die kleine Komposition schon hin: zehn Takte links und zehn Takte rechts, das dient der Mobilisation, und anschließend bleiben Sie zehn Takte lang in der Mitte ruhig stehen, das fördert die Stabilisation. Ob Sie beim Mobilisieren nun zaghaft oder heftig agieren, bleibt Ihnen überlassen. Sie können sich vorsichtig dem vereinbarten Treffpunkt nähern oder energisch das Ziel ansteuern, den Rhythmus müssen Sie sowieso alleine finden. Wichtig ist bei der Übung jedoch, dass Sie sich wiederum einen Punkt in Augenhöhe suchen, den Sie fixieren und bis zum Ende der Übung nicht aus den Augen lassen. Oder probieren Sie es aus, und schauen Sie beim Kontakten der Punkte hin und her. Wir versprechen Ihnen: Sollten Sie zufällig nicht zur Gattung der völlig stressresistenten Superhelden gehören, dürfte die Trefferquote ziemlich bescheiden ausfallen. Deshalb üben Sie sich gleichzeitig im Tunnelblick, konzentrieren Sie sich auf den Punkt, auf den richtigen Ton und darauf, was welcher Körperteil gerade tut.

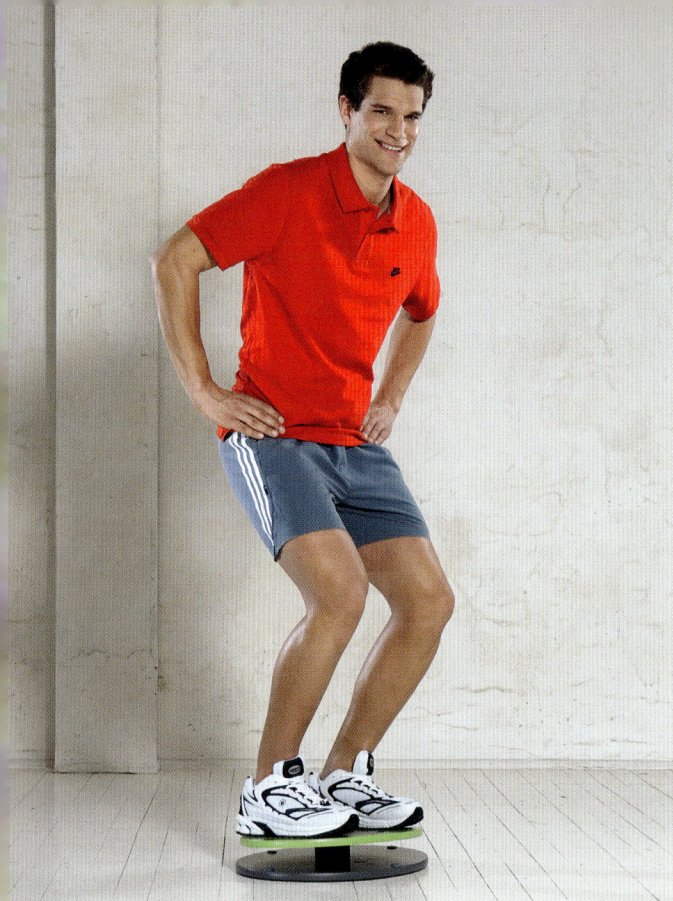

Stabilisieren – die Basis für alle Übungen

Sie stehen mit geradem Rücken und leicht gebeugten Knien auf der Platte. Halten Sie jetzt ungefähr 10 Sekunden lang das Gleichgewicht: Die Platte bleibt während dieser Zeit in der Waagerechten, und Sie stehen möglichst aufrecht, mit leicht gebeugten Knien.

Mit Ihren Händen balancieren Sie kleine Schwankungen aus.

Atmen Sie dabei ganz bewusst tief ein und aus.

Das Kompakt-Programm

Die Grundübungen auf diesen Seiten bilden einen Zirkel, der Ihren Körper rundherum glücklich macht, nichts auslässt, jeden Muskel motiviert. Er kombiniert Kraft und Koordination der Muskeln. Das Training auf der Disc zwingt Ihre Muskeln zur zügigen Anpassung. Denn der Zustand des Ungleichgewichts behagt ihnen gar nicht, der bedeutet Chaos und sie lieben Ordnung. Und genau das bedeutet ja Koordination. Um das Chaos in den Muskeln achsengerecht zu ordnen, stehen am Anfang Standards wie die Front und Side Wipps und das Kreisen (Turn around), in diesem Grundprogramm noch erweitert um das Twisten.

Ein einfaches Übungsprogramm kann so aussehen: 10-mal Wippen zu den Seiten, 10 Sekunden stabilisieren – 10-mal Wippen nach vorn und hinten, 10 Sekunden stabilisieren – 3-mal kreisen rechts herum und 3-mal kreisen linksherum, 10 Sekunden stabilisieren – 10-mal twisten und 10 Sekunden stabilisieren.

Diesen Standard-Zirkel wiederholen Sie oder erweitern ihn um die Übungen, die Sie im Kapitel rund um die Trim Disc (ab Seite 58) kennen lernen werden.

Einfache Basis

Die »Ost-West-Passage« (siehe auch Seite 49) klappt eigentlich bei den meisten auf Anhieb gleich recht gut, und schon bald können Sie wahrscheinlich die Übung mit kleinen Extras bereichern.

Side Wipp: hin und her

Sie stehen mit geradem Rücken und leicht gebeugten Knien auf der Platte und verlagern nun in einer gleichmäßigen Bewegung das Körpergewicht nach links, bis die Platte den Boden berührt. **A**

Dann verlagern Sie den Schwerpunkt leicht nach rechts – die Disc berührt den Boden mit der anderen Seite. **B**
Kippen Sie auf diese Weise abwechselnd 10-mal nach links und 10-mal nach rechts.

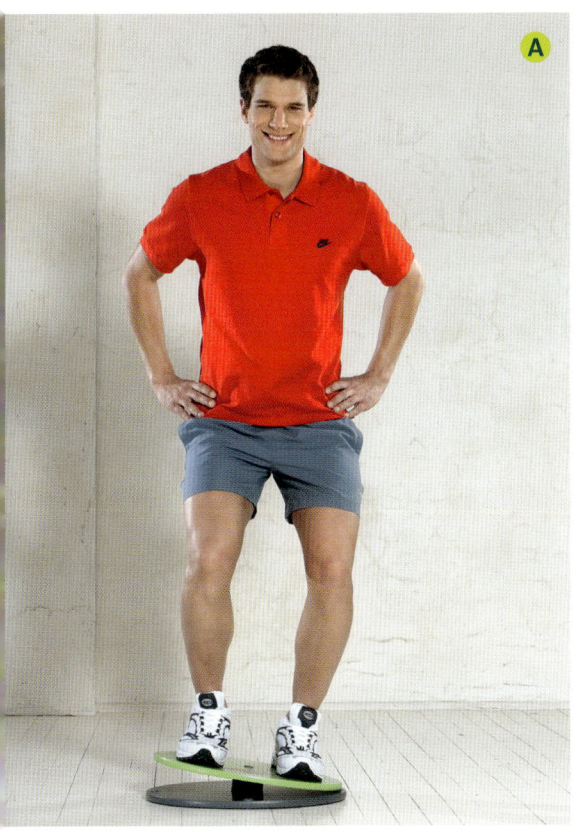
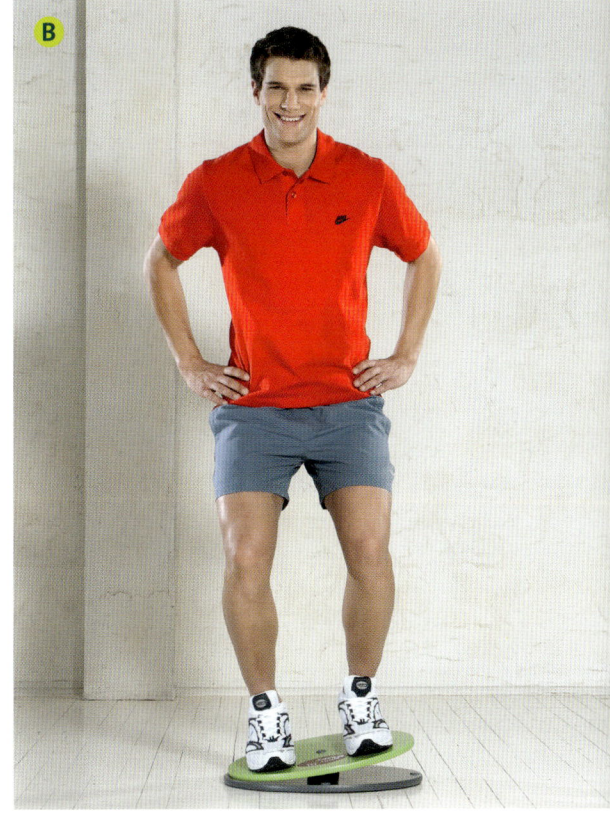

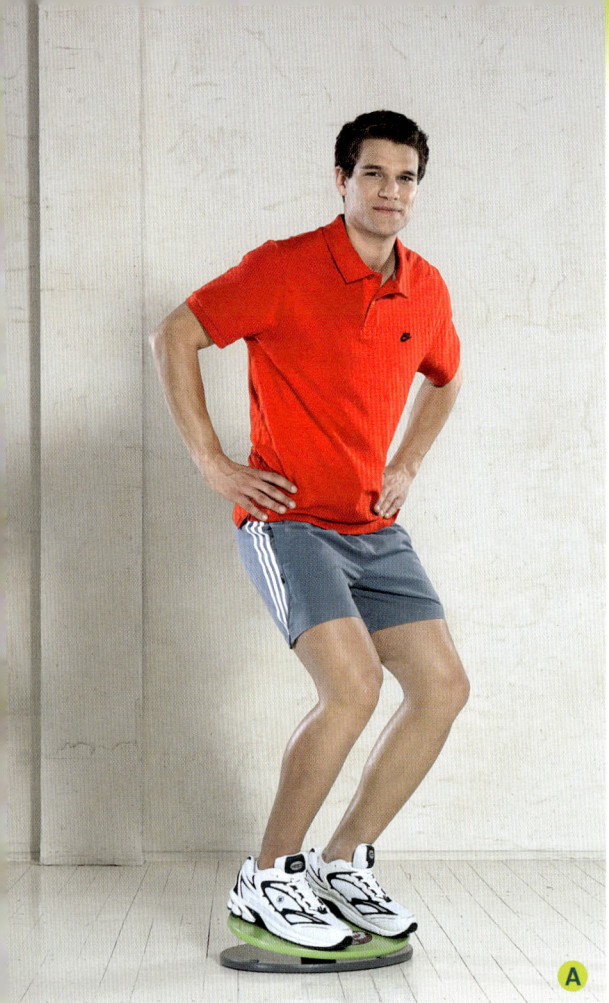

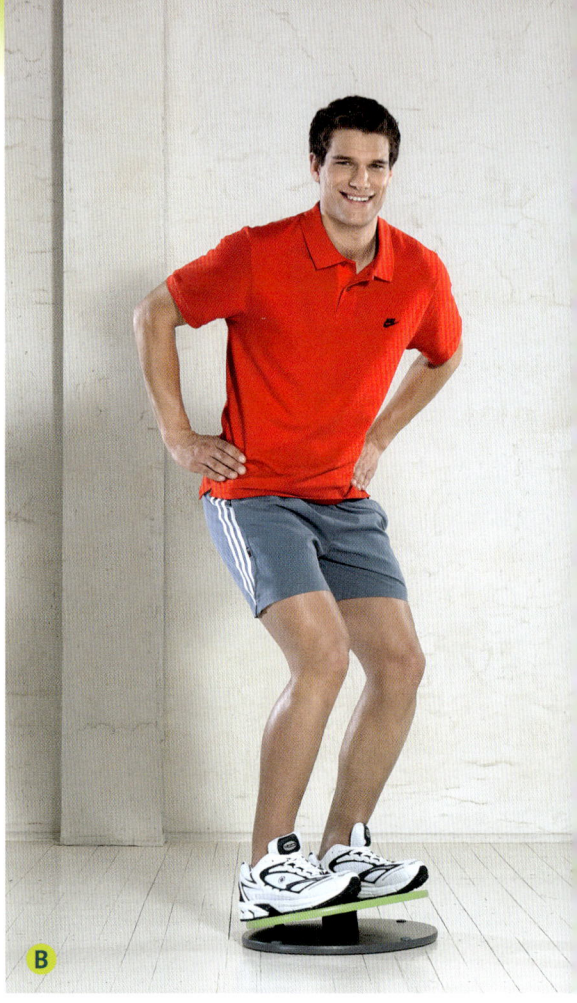

A   **B**

Front Wipp: vor und zurück

Und jetzt geht es um das Nord-Süd-Gefälle, also die Bewegung nach vorn und hinten (siehe unten).

Sie stehen mit geradem Rücken und leicht gebeugten Knien, mit den Zehen drücken Sie die Platte herunter, bis diese vorn Bodenkontakt hat. **A**

Dann verlagern Sie das Gewicht auf die Fersen, und bewegen die Platte so, dass sie hinter Ihrem Rücken in Richtung Boden kippt. **B**

Sie kippen die Platte 10-mal nach vorn und 10-mal nach hinten. Finden Sie langsam in einen Rhythmus hinein, und bleiben Sie dabei immer aufrecht.

Der Schritt zurück ...

Nach vorn zu wippen macht den meisten keine Probleme. Doch das Kippen nach hinten, der Sturz ins Ungewisse, das verunsichert viele, und entsprechend zaudernd bewegt man sich auf der Platte und hält oft nur mit viel Mühe das Gleichgewicht. Warum das so ist? Da müssen wir gar nicht Freud bemühen und die Furcht vor dem Unbekannten, es ist einfach mangelndes Training – diese Blockade ist also durch Übung zu lösen!

Übung macht auch den Twist-Meister!

Bis der Twist richtig sitzt, die Platte schwungvoll in beide Richtungen gedreht wird und dabei nicht die Bodenplatte kontaktet, das kann dauern. Denn während das Kreisen stetig Halt bietet, bleibt beim Twisten alles in der Schwebe. Doch der Einsatz lohnt sich, um wieder locker in der Hüfte zu werden!

Turn around: jetzt geht's rund

Nach erfolgreichem Kippen und Wippen in der Horizontalachse geht es jetzt um das Drehen – rund um die Vertikale.

Sie stehen in der gleichen Ausgangsposition wie beim Front Wipp und verlagern das Gewicht abwechselnd auf das linke und rechte Bein und lassen dabei das Becken kreisen. Die Standplatte kreist mit.

10-mal im Uhrzeigersinn, dann 10-mal in die Gegenrichtung durchführen. Anschließend halten Sie für 10 Sekunden das Gleichgewicht.

Twist: noch ein bisschen mehr

Sie stehen wieder in der gleichen Ausgangsposition wie bei der links beschriebenen Übung. Während der Oberkörper relativ ruhig bleibt, drehen sich die Beine: Der Fuß rotiert auf den Ballen, Hüfte und Knie twisten von links nach rechts. Die Standplatte wird dabei nicht gekippt.

Die Übung im Wechsel 10-mal nach rechts und nach links durchführen. Anschließend wieder für 10 Sekunden das Gleichgewicht halten.

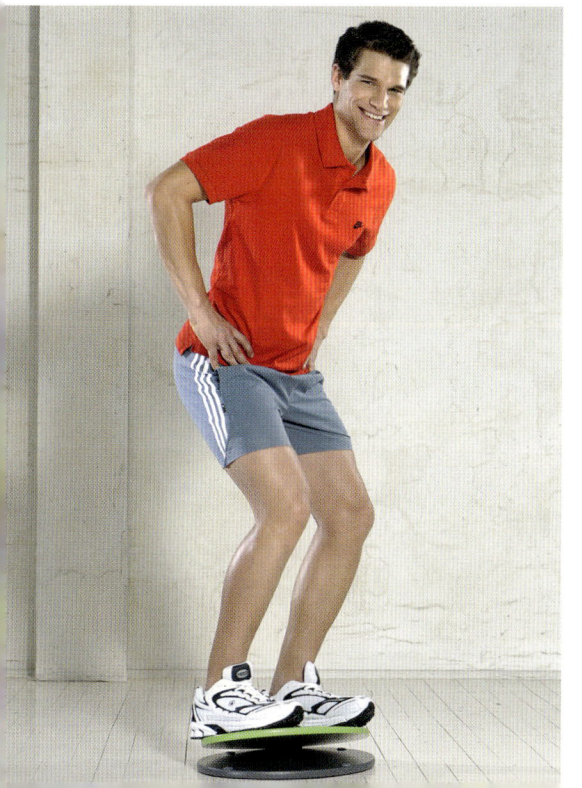
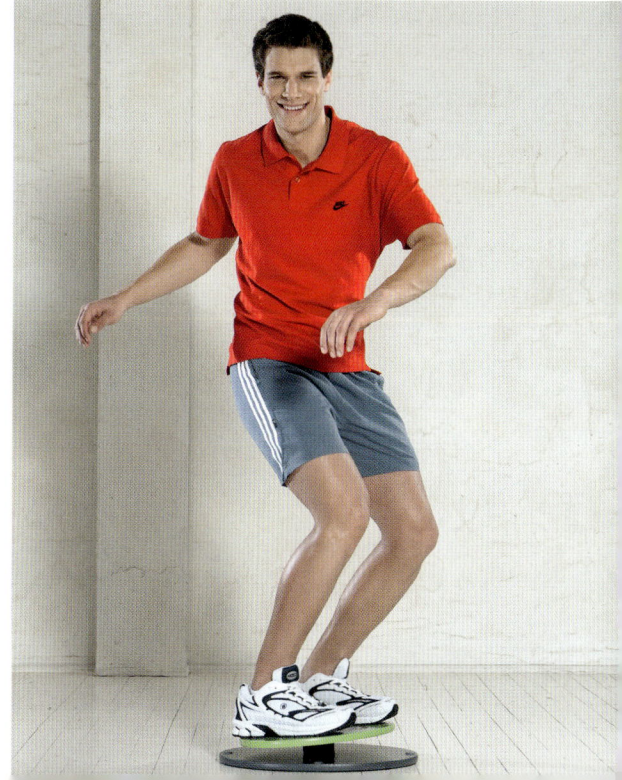

Das Programm mit der Fun Disc

Jetzt geht's auf der Fun Disc weiter: der Platte, die vor allem für
Einsteiger und Kinder die richtige Wahl ist! Wir wünschen viel
Spaß beim Wippen und Wackeln, Kurven und Kreisen ...

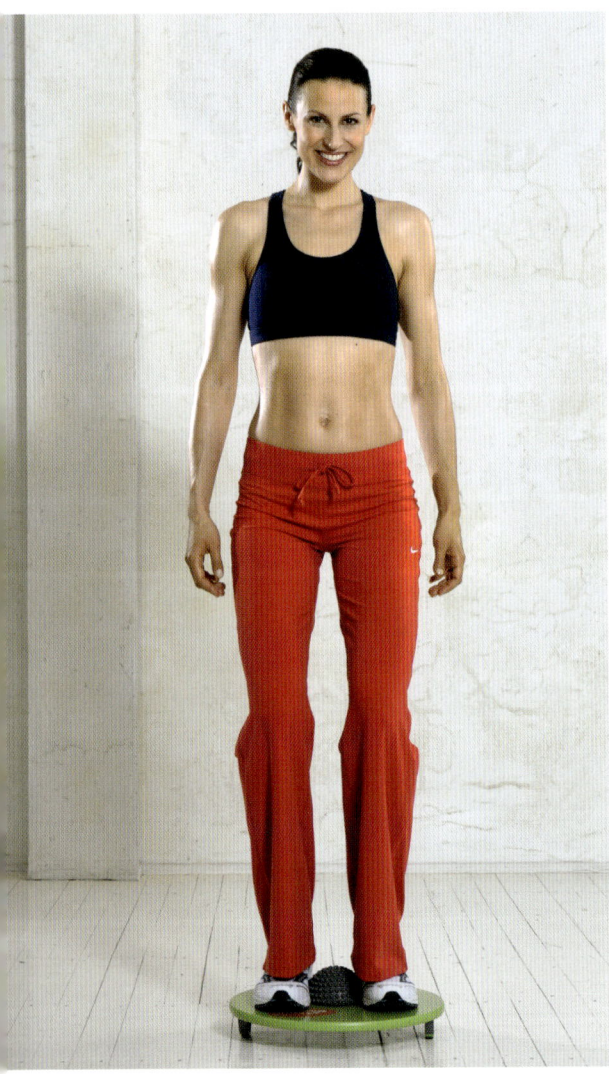

Als kleines Warm-up auf der Fun Disc finden Sie hier den Front Wipp, den Side Wipp und den Turn around. Diese drei Übungen dienen der Mobilisation. Und vorab wieder das Stabilisieren in der Grundposition.

Stabilisieren – die Grundposition für alle Übungen

Die Platte bleibt in der Waagerechten und Sie stehen möglichst aufrecht, mit leicht gebeugten Knien. Mit den Händen balancieren Sie kleine Schwankungen aus. Halten Sie so 10 Sekunden lang das Gleichgewicht. Atmen Sie dabei tief ein und aus.

Front Wipp: vor und zurück

Stellen Sie sich so auf die Platte, dass deren Kufen sich links und rechts von Ihnen befinden.
Sie stehen mit geradem Rücken und leicht gebeugten Knien, mit den Zehen drücken Sie die Platte herunter, bis diese vorn Bodenkontakt hat. **A**
Dann verlagern Sie das Gewicht auf die Fersen und lassen die Platte hinter Ihrem Rücken kontakten. **B**
10-mal vorn und 10-mal hinten. Finden Sie langsam in einen Rhythmus hinein, und bleiben Sie dabei immer aufrecht.

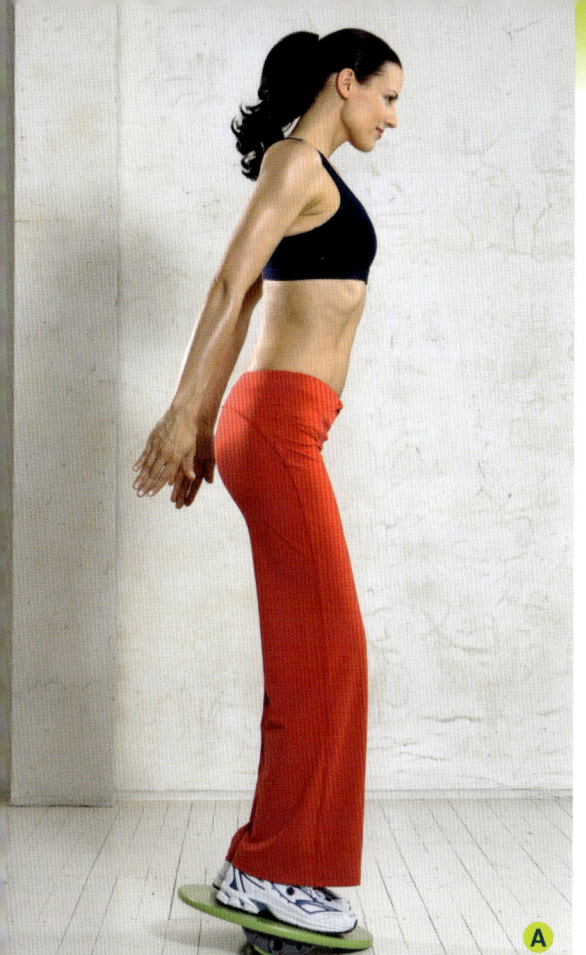
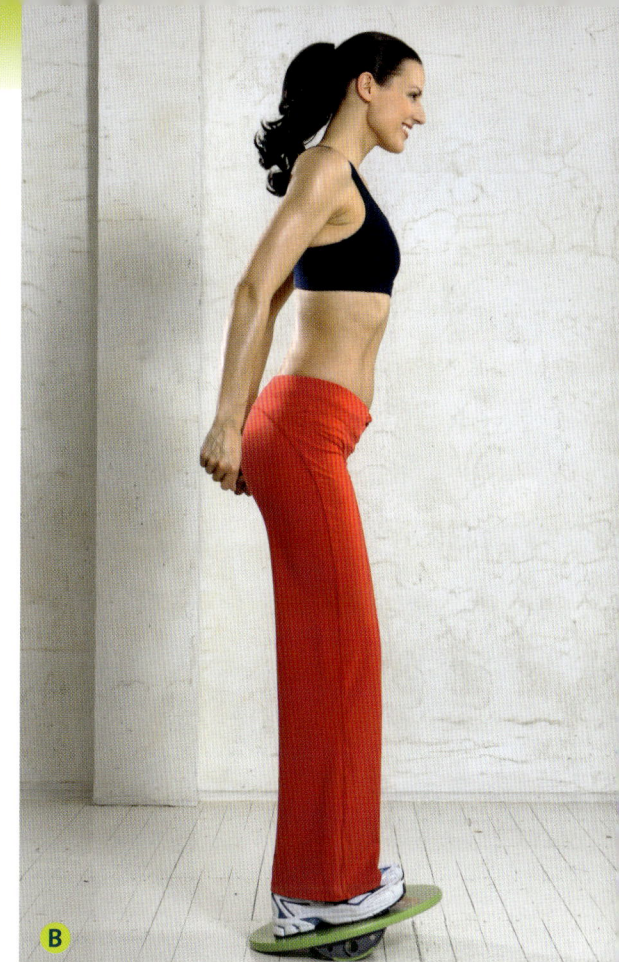

A B

Das ganze Programm

Das Basisprogramm sieht so aus: Die Kufen des Bretts befinden sich links und rechts von Ihnen, Sie stehen mit leicht gebeugten Knien auf der Disc und wippen 10-mal vor und zurück (Front Wipp). Dann stabilisieren Sie für 10 Sekunden. Danach wippen Sie wieder vor und zurück, stabilisieren wieder für 10 Sekunden. Diesen Ablauf wiederholen Sie drei- oder viermal. Danach drehen Sie die Platte so, dass die Kufen vor und hinter Ihnen sind. Wiederholen Sie den geschilderten Ablauf mit dem Side Wipp anstelle des Front Wipps.

Anschließend drehen Sie die Platte wieder um und kreisen darauf zwei Runden im Uhrzeigersinn. Dann wieder für 10 Sekunden stabilisieren. Danach drehen Sie sich zweimal gegen den Uhrzeigersinn und stabilisieren abermals für rund 10 Sekunden.

Dann drehen Sie das Brett wieder in die Ausgangsposition und wiederholen das Wippen, doch diesmal ganz langsam, denn das ist ein wenig schwieriger. Schwung ist eine feine Sache, und schwungvoll soll das Training auch sein, für die Präzision aber zählt auch die Langsamkeit. Sie müssen jetzt nicht in Zeitlupe üben, sollten aber eine Einheit extra-kontrolliert einlegen, wie Tai-Chi auf der Platte.

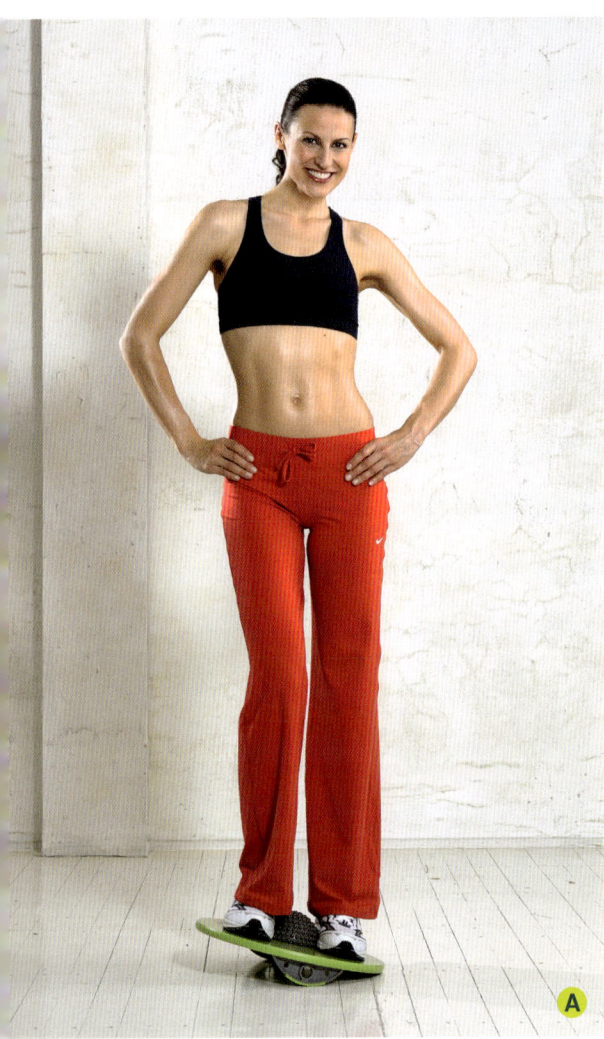

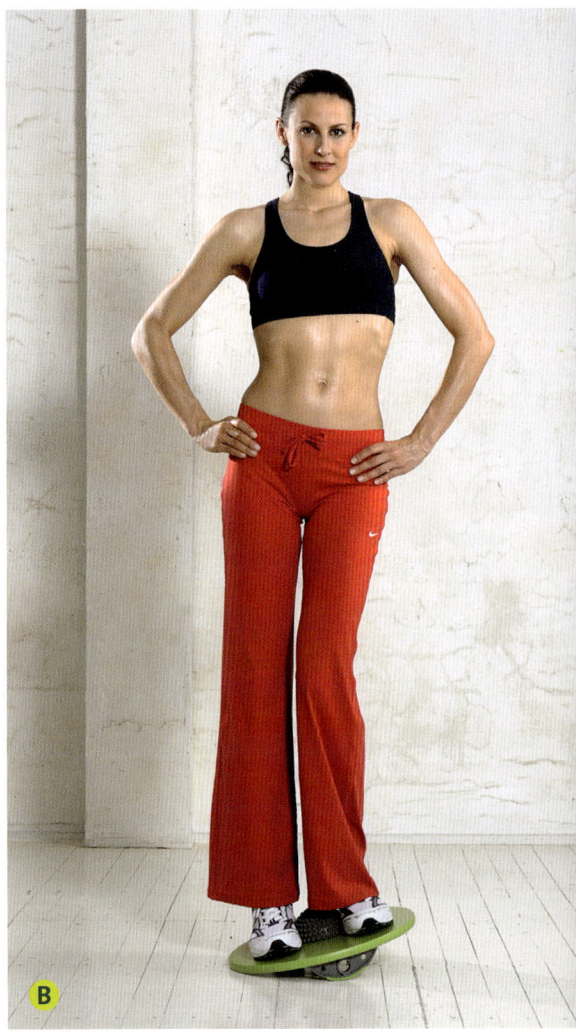

A

B

Side Wipp: hin und her

Stellen Sie sich für diese Übung so auf die Platte, dass deren Kufen sich vor und hinter Ihnen befinden.

Sie stehen mit geradem Rücken und leicht gebeugten Knien in der Grundhaltung auf der Disc und verlagern das Körpergewicht gleichmäßig nach links, bis die Platte den Boden berührt. A

Dann verlagern Sie den Schwerpunkt leicht nach rechts – die Disc berührt den Boden mit der anderen Seite. B

Kippen Sie auf diese Weise abwechselnd 10-mal nach links und 10-mal nach rechts.

Turn around: Jetzt geht's rund

Drehen Sie die Platte so um, dass die Unterseite nach oben zeigt. 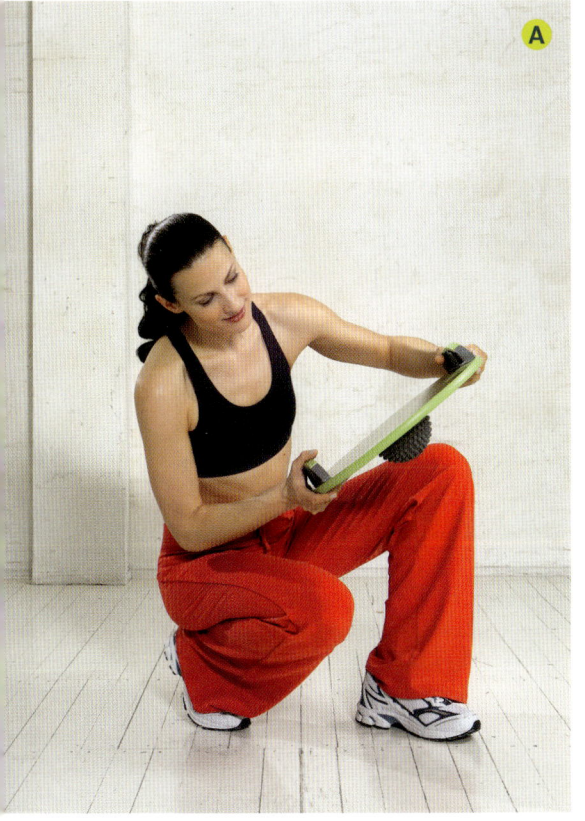 **A** Stellen Sie sich nun so auf die Disc, dass deren Kufen sich links und rechts von Ihnen befinden. Verlagern Sie das Gewicht abwechselnd auf das linke, dann auf das rechte Bein, verbunden mit einem Beckenkreisen. Die Standplatte gerät so in eine dynamische Kreisbewegung. **B**
10-mal im Uhrzeigersinn, dann 10-mal in die Gegenrichtung kreisen. Anschließend halten Sie 10 Sekunden lang das Gleichgewicht.

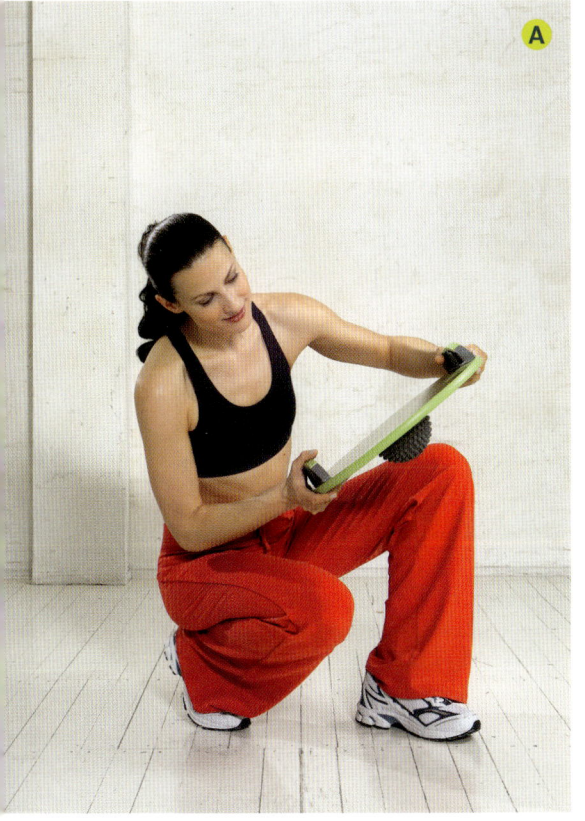

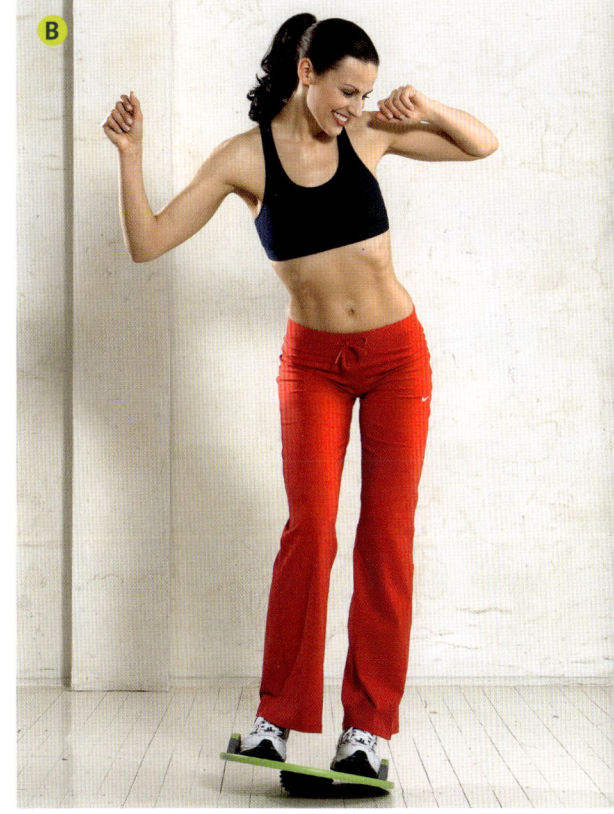

Programme mit der Trim Disc

Schluss mit lustig: Sie hatten Spaß, Sie sind fit, nun kommt der Ernst des Trainings – kleiner Scherz. Mit der Trim Disc können Sie den Horizont für Geist und Körper gehörig erweitern und deshalb folgt gleich ein Workout dem nächsten.

Um es MFT-mäßig auszudrücken: Ihr Körper wird auf der Trim Disc richtig viel Teamwork (siehe ab Seite 24) absolvieren! Sie trainieren diverse Muskelgruppen in einem dynamischen Prozess, natürlich nach dem vertrauten Muster von Stabilisieren und Mobilisieren. Während die ersten zwei Workouts eher die Muskeln und Gelenke unterhalb der Gürtellinie trainierten, so kommen in den weiteren Programmen alle Muskeln vom Scheitel bis zur Sohle zum Zuge: im Stehen, im Liegen, im Sitzen, Sie können sich auch auf den Kopf stellen – solange nur die Balance passt.

So funktioniert die Trim Disc

Die Trim Disc ist modular aufgebaut, fast jedes Element funktioniert für sich, und je mehr der Komponenten Sie einsetzen, desto mehr Teamwork muss Ihr Körper leisten. So modular wie das Gerät sind auch die Workouts aufgebaut: Die Zahl der Übungen variiert und das macht die einzelnen Übungsprogramme zeitlich sehr flexibel. Theoretisch können Sie die Platte ja überall hin mitnehmen. Da sie nicht ganz kompatibel ist mit Laptop- oder Handtaschen, gibt es für die Trim Disc sogar einen eigenen Beutel für den Transport.

Aber eben ging's ja um die Zeit: Wir hatten schon gesagt, dass es nicht in erster Linie darauf ankommt, wie lange Sie trainieren. Viel wichtiger sind Ruhe und Konzentration auf die Übungen. Darum bieten wir Ihnen zum Anfang fünf Programme, deren Komposition primär auf den verschiedenen Körperfunktionen basiert. Die Workouts sind unterschiedlich lang und jedes hat einen eigenen Schwerpunkt. Im Anschluss daran folgen noch zwei Workouts, die sich speziellen Themen widmen.

Eine Disc – zahllose Möglichkeiten

Wenn Sie mit den Übungen vertraut sind, können Sie natürlich variieren, so viel Sie wollen: Aber ein Minimum von zehn Minuten müssen Sie für sich und Ihre Gesundheit reservieren. Dass muss sein, alles andere ist ziemlich egal, so lange Sie nur regelmäßig üben. Das erste Workout im Reigen widmet sich der Stabilität des ganzen Körpers und bietet acht Übungen, die Ihnen vom Training auf der Fit Disc und der Fun Disc schon recht vertraut sind. In der normalen Folge der Wiederholungen können Sie nun jeweils 30 Sekunden trainieren oder eine Minute, und die jeweils gleiche Zeit wählen Sie zum Stabilisieren.

Workout ① Ganzkörper-Stabilisation

Ob im Privatleben oder im Job, wir kennen es aus allen Lebensbereichen: Das Ganze ist immer nur so stark wie der schwächste Teil. Und deshalb sollen Sie Ihre Schwächen trainieren, und zwar auch länger.

Das betrifft im Wesentlichen die mobilen Übungen. Funktioniert das Wippen zur Seite so gut, dass Sie es schon blind können, doch das Kippen nach vorn und hinten ist noch etwas verkrampft und kantig, und es fehlt an Rhythmus? Dann legen Sie bitte Ihren Übungsfokus genau darauf, und erhöhen Sie die Trainingszeit für die entsprechenden Übungen.

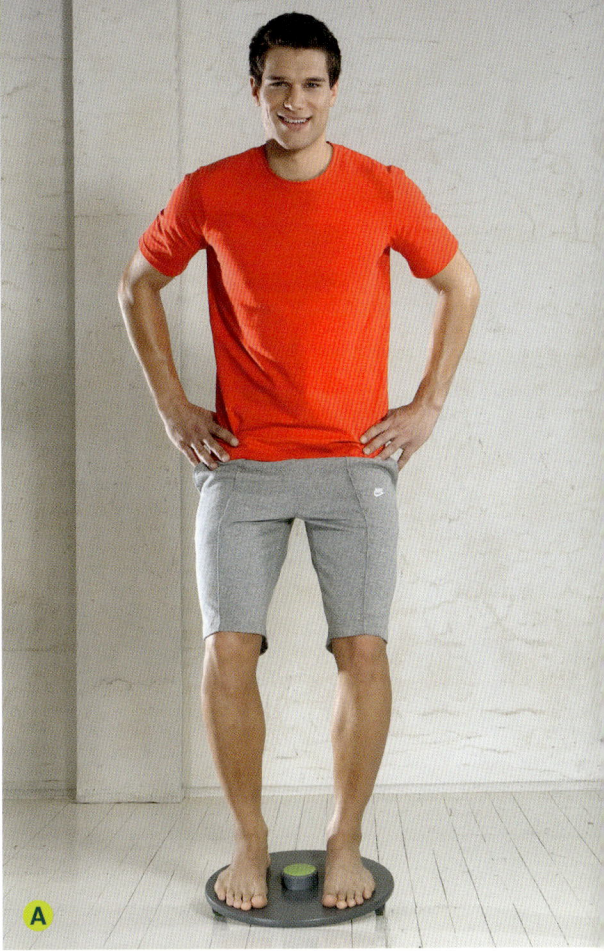

Front Wipp: vor und zurück

Stellen Sie sich so auf die Platte: Die Kufen befinden sich links und rechts von Ihnen. Sie stehen mit geradem Rücken und leicht gebeugten Knien, mit den Zehen drücken Sie die Platte herunter, bis diese vorn Bodenkontakt hat. **Ⓐ**

Dann verlagern Sie das Gewicht auf die Fersen und lassen die Platte hinter Ihrem Rücken kontakten (siehe Seite 60). **Ⓑ**
10-mal nach vorn und 10-mal nach hinten. Finden Sie in einen Rhythmus hinein und bleiben Sie dabei immer aufrecht.

Schwerpunkte richtig setzen

So sollte Ihre Zeitplanung aussehen: Was Sie schon spielend drauf haben, das reißen Sie in 30 Sekunden runter. Den Defiziten gönnen Sie doppelt oder dreimal so viel Zeit. Ziel ist, dass die Muskeln so balanciert und harmonisiert arbeiten, das es schließlich keine Unterschiede gibt zwischen links oder rechts, vor oder zurück. Viele Menschen klagen heute doch immer wieder über die Einseitigkeit in ihrem Leben – Sie können sich selbst einen Ausgleich schaffen. Denn die Situation ändert sich ja nicht durch Klagen und Nichtstun. Also: Los geht's!

Das ist wichtig beim Stabilisieren

Wenn es anfangs beim »Stillstehen« auf der Platte noch zu heftig wackelt, dann kompensieren Sie das Schwanken mit minimalen Ausgleichsbewegungen, indem Sie die Muskeln der Oberschenkel ganz schnell an- und sofort wieder entspannen. So zittern Sie sich praktisch ins Gleichgewicht und kommen dabei allmählich in die Balance. Dabei spüren Sie auch, dass es kein statischer Prozess ist, sondern die Summe kleinster Bewegungen, die den Zustand stabilisieren.

Stabilisation

Sie stehen mit geradem Rücken und leicht gebeugten Knien auf der Platte. Die Kufen sind links und rechts von Ihnen. Halten Sie jetzt so 10 Sekunden lang das Gleich-gewicht: Die Platte bleibt in der Waage-rechten. **C**

Mit den Händen balancieren Sie kleine Schwankungen aus.

Atmen Sie dabei tief ein und aus.

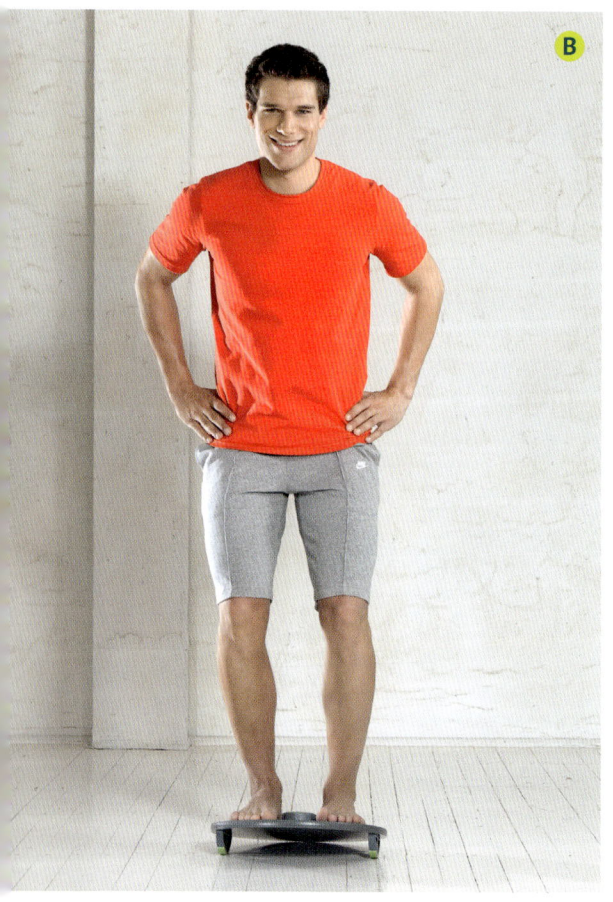
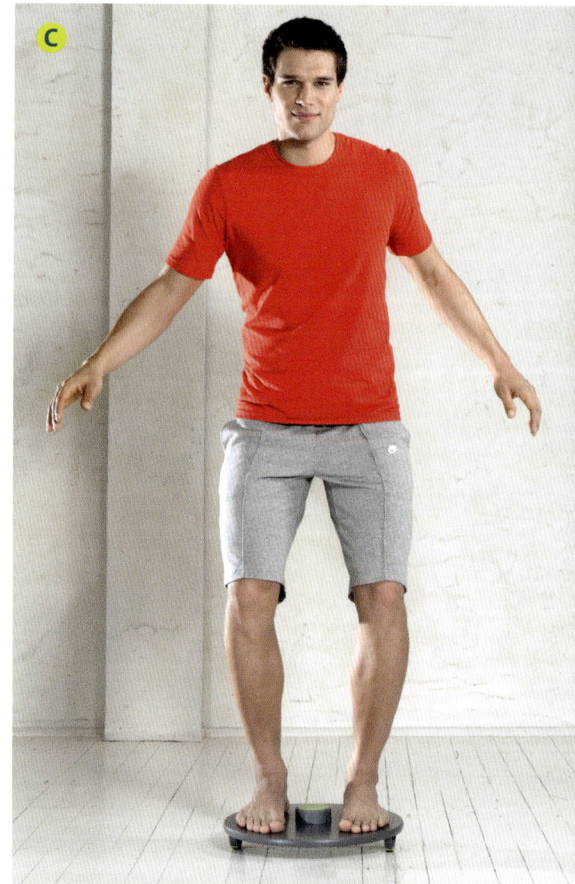

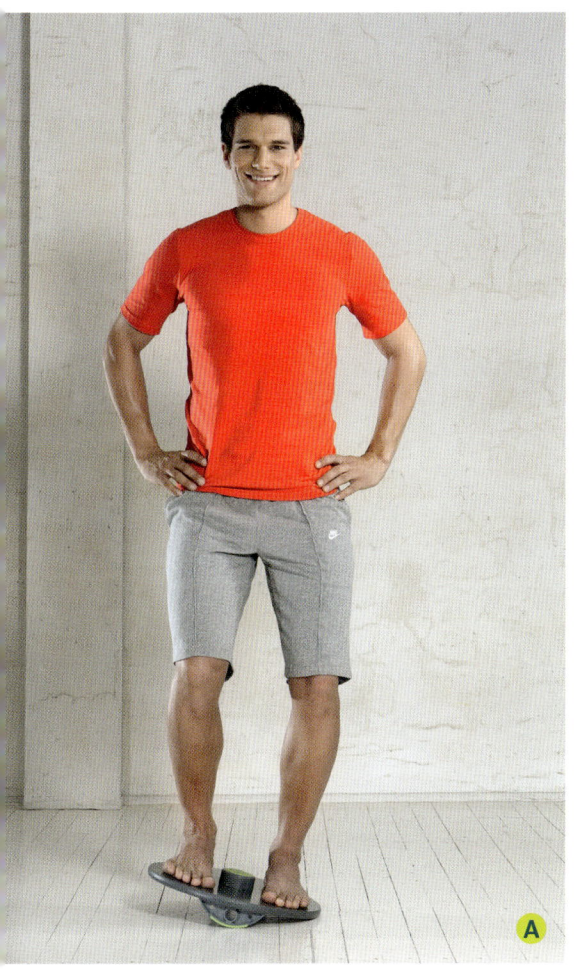

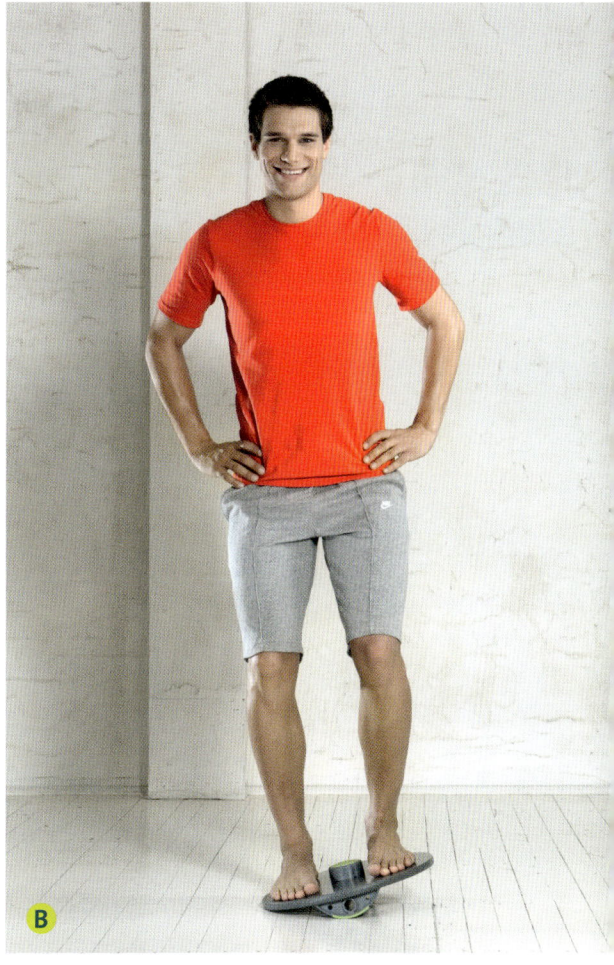

Side Wipp: hin und her

Stellen Sie sich für den Side Wipp wieder so auf die Platte, dass deren Kufen sich vor und hinter Ihnen befinden.

Sie stehen mit geradem Rücken und leicht gebeugten Knien auf der Disc und verlagern das Körpergewicht nach links, bis die Platte schließlich auf dieser Seite den Boden berührt. **A**

Dann verlagern Sie den Schwerpunkt leicht nach rechts – die Disc berührt den Boden mit der anderen Seite. **B**

Kippen Sie auf diese Weise abwechselnd 10-mal nach links und 10-mal nach rechts.

Variante: Sie arbeiten jetzt nicht mehr mit dem Körperschwerpunkt, sondern Sie kippen die Platte, indem Sie ein Bein strecken. 10-mal nach links und 10-mal nach rechts.

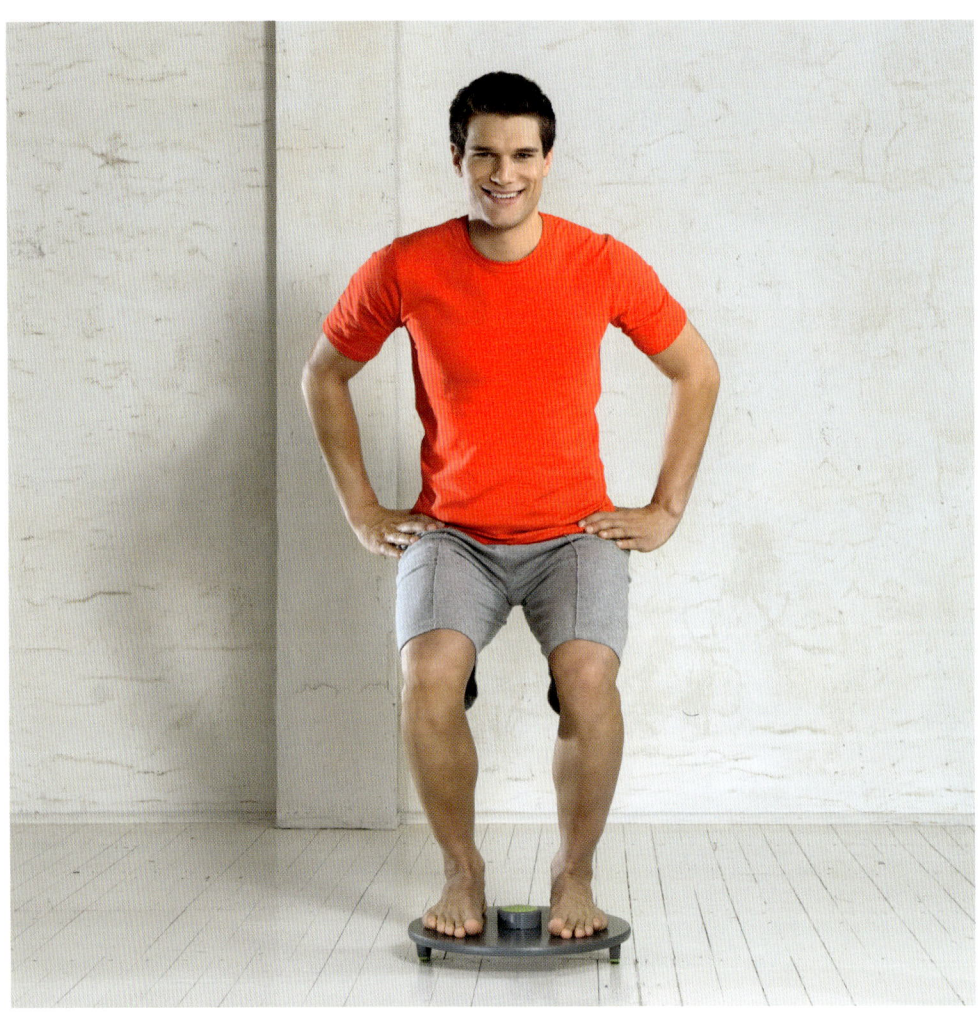

Stabilisation in der Kniebeuge

Sie halten die Platte so im Gleichgewicht wie bei der üblichen Stabilisation (siehe Seite 60), doch diesmal geht's dynamisch weiter: Sie machen eine leichte Kniebeuge und bleiben dabei in der Balance.

Gehen Sie anfangs nicht wirklich tief hinunter, sondern nur leicht. Denn durch den engen Stand der Füße können Sie Ihre Position auf der Platte während der Übung kaum verändern und sind gezwungen, Ihr Gewicht gut auszutarieren.

Senken Sie Ihren Körper langsam ab, und richten Sie sich dann ebenso langsam wieder auf.

Atmen Sie dabei 10-mal tief ein und aus.

Diagonaler Wipp

Die Position der Kufen bleibt, doch diesmal setzen Sie die Füße nicht ins Zentrum der Platte, sondern platzieren zuerst den linken Fuß so, dass die Zehen den Rand berühren und den rechten Fuß nehmen Sie entsprechend zurück, sodass die Ferse den Rand kontaktet. In dieser leichten Schrittstellung sind die Knie etwas gebeugt.

Jetzt verlagern Sie das Gewicht auf den linken Fuß, wippen nach vorn. **A** Dann verlagern Sie Ihr Gewicht auf den rechten Fuß, wippen zurück. **B**
Wiederholen Sie das im Wechsel jeweils 10-mal.
Dann tauschen Sie die Position der Füße, also rechts vor und links zurück, und die Übung beginnt wieder von vorn.

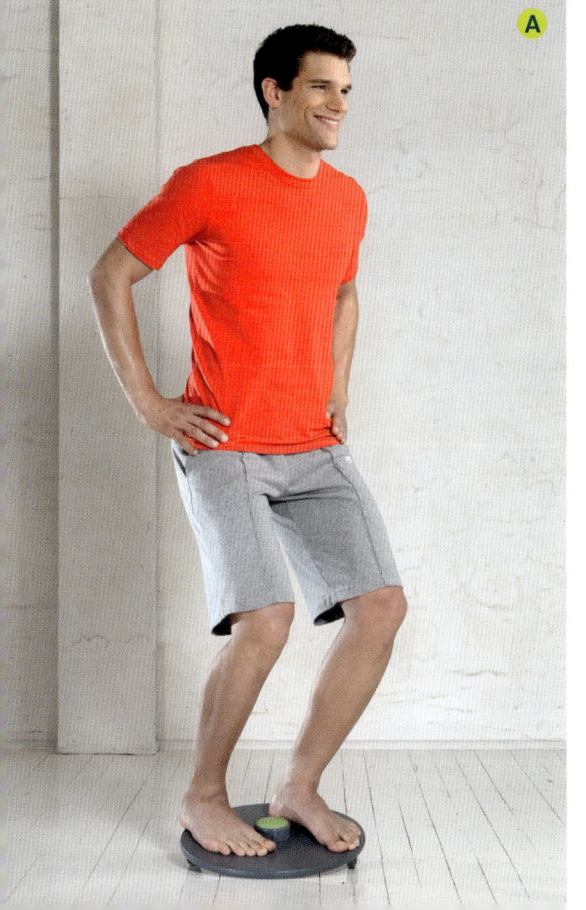

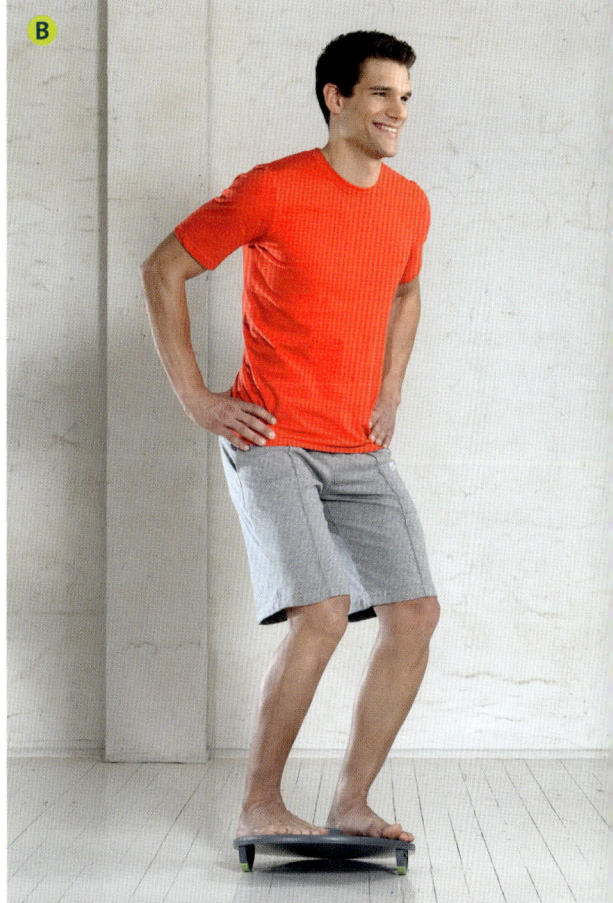

Stabilisation in der Kniebeuge diagonal

Sie nehmen mit den Füßen wieder die Position der versetzten Füße ein (siehe »Diagonaler Wipp« auf Seite 63), der linke Fuß ist vorn, der rechte hinten. Bleiben Sie in der Balance.

Dann beugen Sie beide Knie, gehen in eine leichte Kniebeuge und richten sich wieder auf. Nach fünf Kniebeugen verschieben Sie wieder die Füße und machen nochmals fünf Kniebeugen.

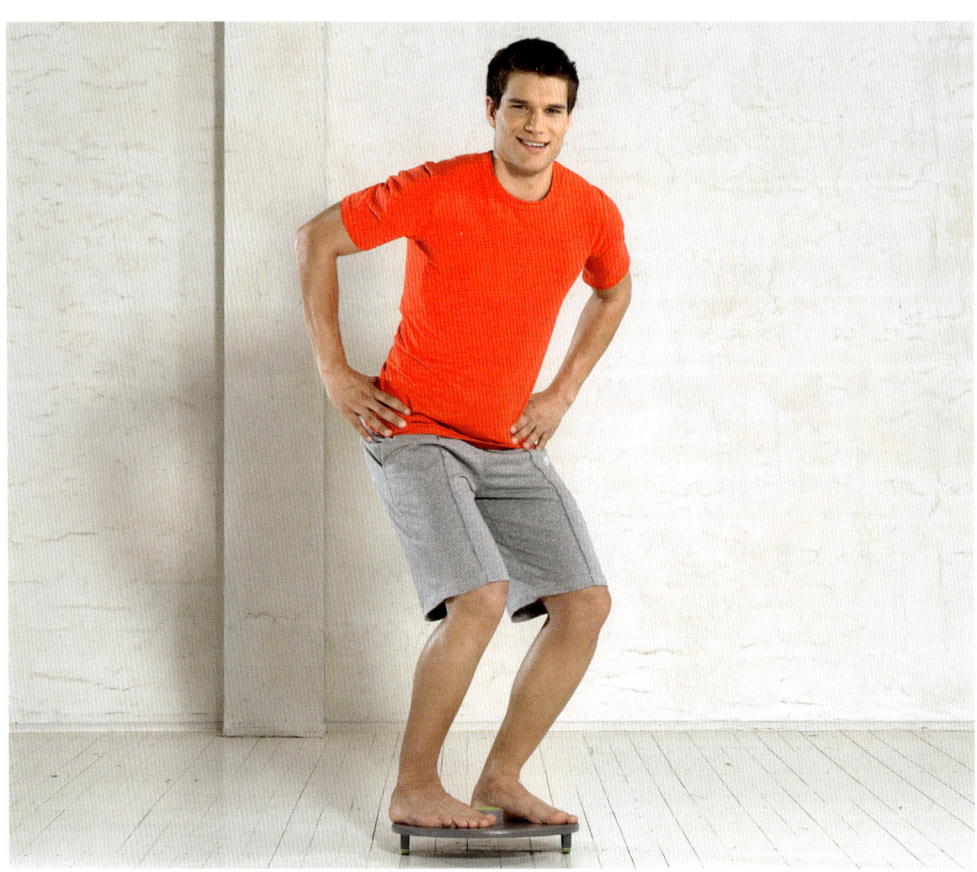

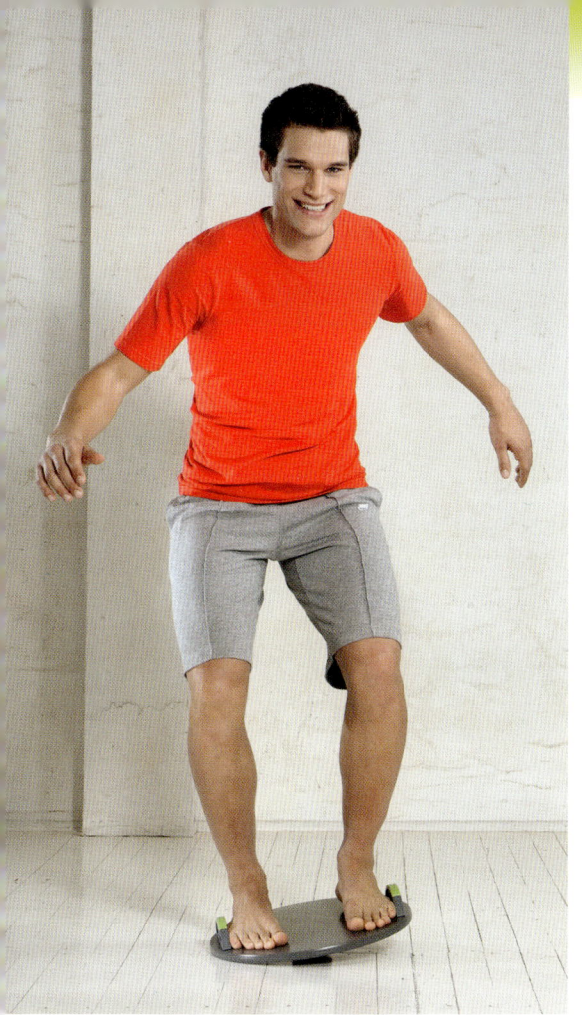
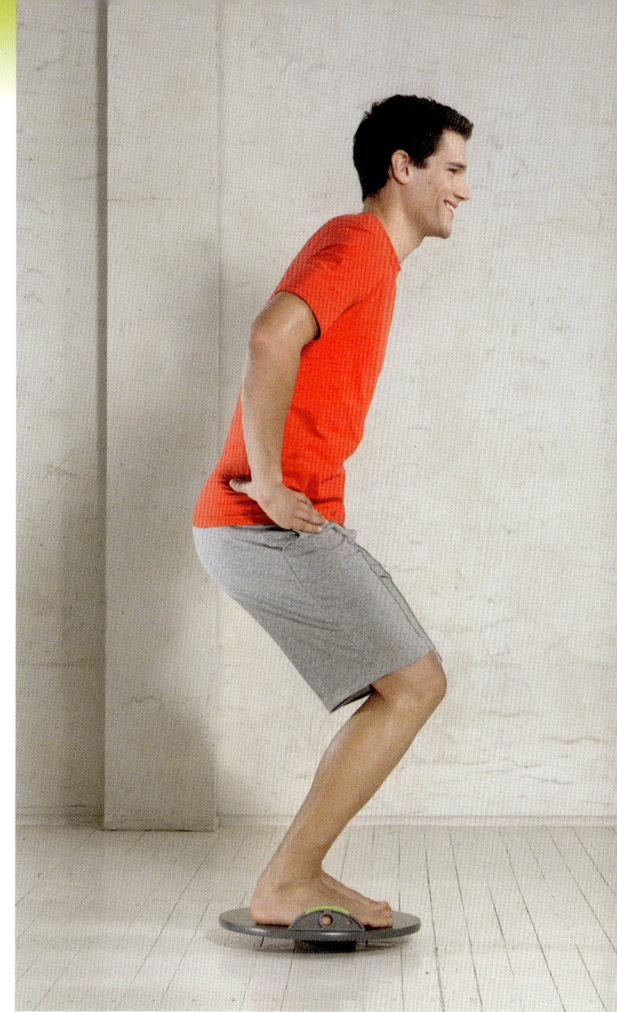

Turn around: jetzt geht's rund

Sie drehen die Platte um, die Kufen sind nun oben. Jetzt stellen Sie sich mit hüftbreit geöffneten Füßen auf die Platte und lassen diese mit Bodenkontakt kreisen.
Indem Sie Ihr Gewicht verlagern, drücken Sie die Platte beständig zu Boden, sodass diese sich wie ein Kreisel in Schräglage stetig weiter dreht. Das ist praktisch ein Karussellfahren auf der Stelle.
Nach fünf Drehungen rechtsherum, also im Uhrzeigersinn, drehen Sie fünf Runden linksherum, gegen den Uhrzeigersinn.

Stabilisation

Sie halten das Gleichgewicht, und das fällt nun etwas schwerer, weil Sie sich auf dem kleinen »Knubbel« halten müssen, der sich auf der Unterseite der Disc befindet. Dabei fallen schon kleine Schwankungen richtig ins Gewicht.
Bevor Sie aber nun versuchen, stocksteif dort zu stehen, wodurch Sie viel eher kippen, versuchen Sie mit ganz kleinen, leichten Wackelbewegungen, die Balance zu halten. Praktisch zittern Sie sich zum Sieg: Die schnellen Minibewegungen bringen Sie eher ins Gleichgewicht als das Stillstehen. Am besten klappt das in Kombination mit größeren Ausgleichsbewegungen.

Allmählich beginnen

Dieses Workout trainiert die Beine einzeln. So dauert es etwas länger, und weil es recht intensiv ist, genügt anfangs ein Durchgang. Setzen Sie die Kraft langsam und kontrolliert ein. Solange Ihr zweiter Fuß auf dem Boden steht, dürfte das kein Problem sein – wie in den ersten drei Übungen. Doch danach heben Sie ganz ab.

Workout 2
Beinachsentraining I

Das Beinachsentraining I – ein anspruchsvolles Training für die Oberschenkel – besteht aus sieben Übungen, stabilisiert wird am Ende.

Sprunggelenksmobilisation auf einem Bein

Bauen Sie die Platte zum Doppeldecker um: Unten steht die Platte rechts und links auf den Kufen. Darauf setzen Sie das Rollbrett mit fixierten Rollen; die werden später gelöst. Der rechte Fuß steht auf der Mitte der Platte, das linke Bein strecken Sie nach hinten, nur die Zehen berühren den Boden. Das Gewicht ruht auf dem rechten Bein, der Fuß kippt nun abwechselnd nach vorn und hinten. 10-mal, dann wiederholen Sie die Übung mit dem anderen Bein.

Kniebeuge mit einem Bein

Gleiche Position, doch Sie arbeiten nicht aus dem Fuß heraus – der bleibt stabil –, sondern mit dem ganzen Bein, das Sie leicht beugen. Kniebeuge und Balanceakt kosten doppelt Kraft. Deshalb konzentrieren Sie sich vor allem auf die Balance, wenn Sie den Körper langsam senken. 5-mal zu jeder Seite wiederholen.

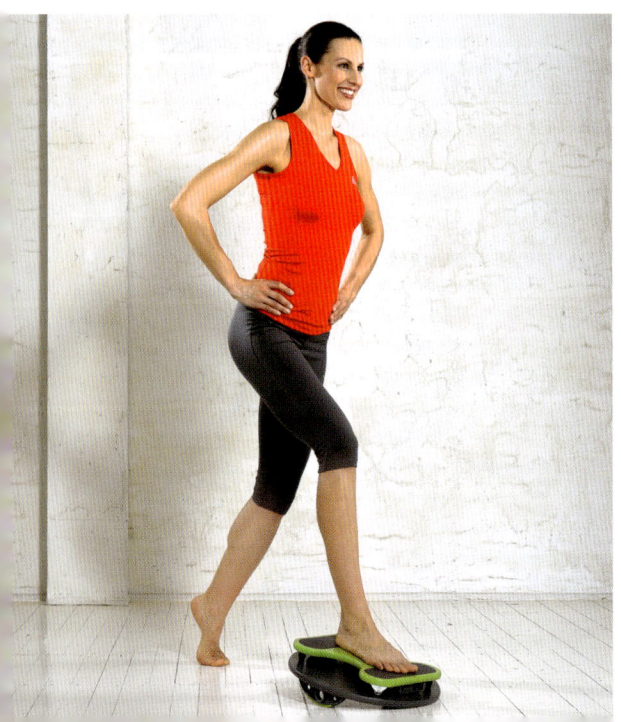

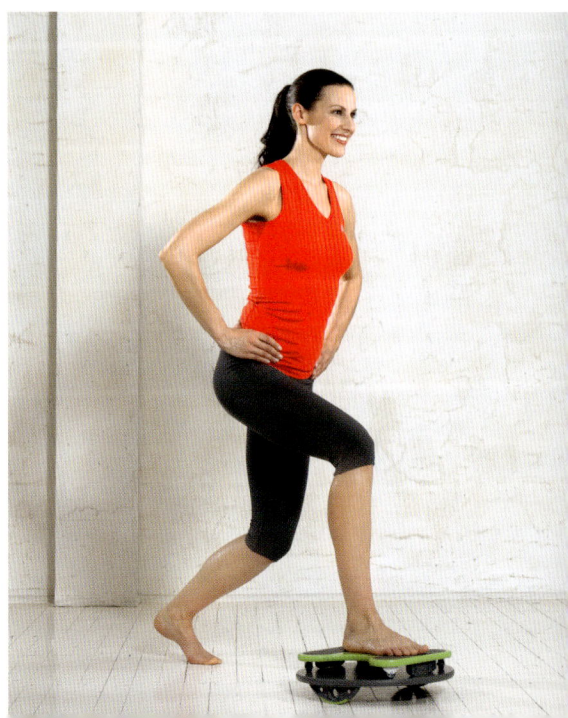

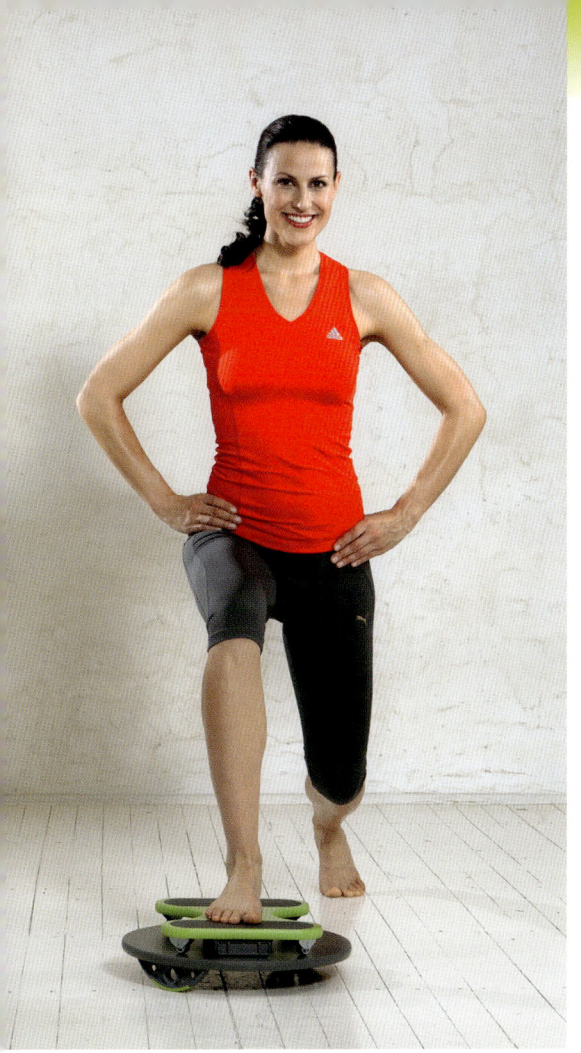 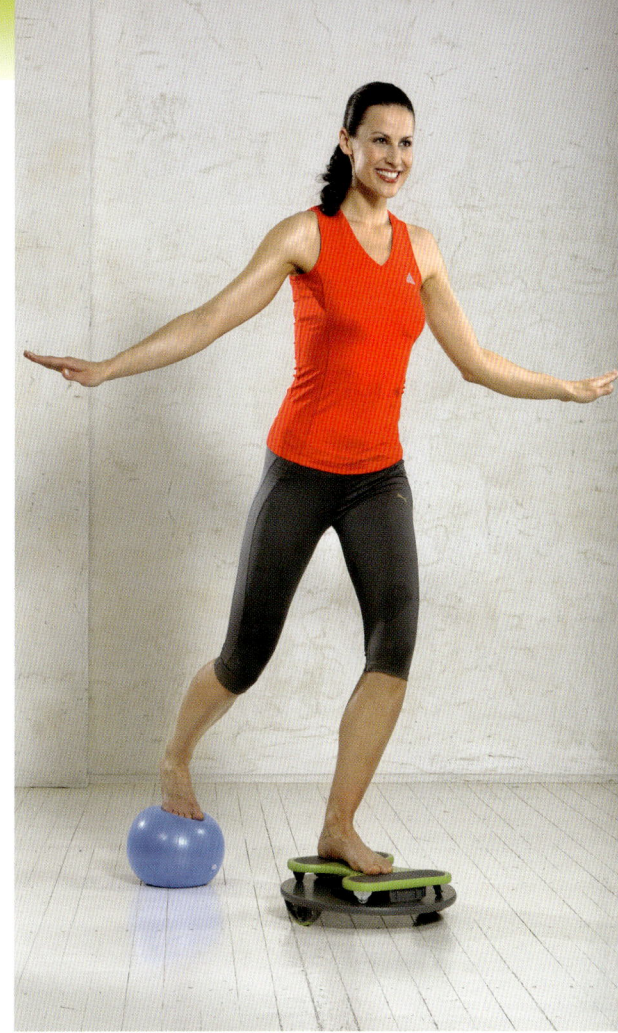

Kniebeuge mit einem Bein diagonal und vorwärts

In dieser Version drehen Sie die Standplatte in die diagonale Position, das Rollbrett ist gerade, die Bremsen fixiert, sonst bleibt die Position so wie bei der Übung zuvor.

Sie senken wieder den Schwerpunkt des Körpers, beugen das Trainingsbein und halten dabei die Platte in Balance. 10-mal wiederholen, dann kommt der andere Fuß auf die Platte, und Sie wiederholen die Übung. Die Übung wird noch schwieriger, wenn Sie die Bremsen lösen und den Fuß trotzdem gerade halten. Dies 10-mal mit jedem Bein wiederholen.

Kniebeuge erschwert mit freiem Fuß auf dem Ball

Die Kniebeuge können Sie noch steigern. Dafür bringen Sie auch die Standplatte wieder in eine gerade Position, die Kufen befinden sich rechts und links, die Bremsen sind fixiert.

Nun platzieren Sie den Fuß des Standbeins auf einem Ball. Diese Konstellation einer labilen Unterlage (Ball) kombiniert mit der instabilen (Platte) brennt in den Rezeptoren ein wahres Feuerwerk ab. Diese müssen nämlich nun mit vereinten Kräften die Aufgabe der Kniebeuge lösen. Pro Bein 5-mal wiederholen.

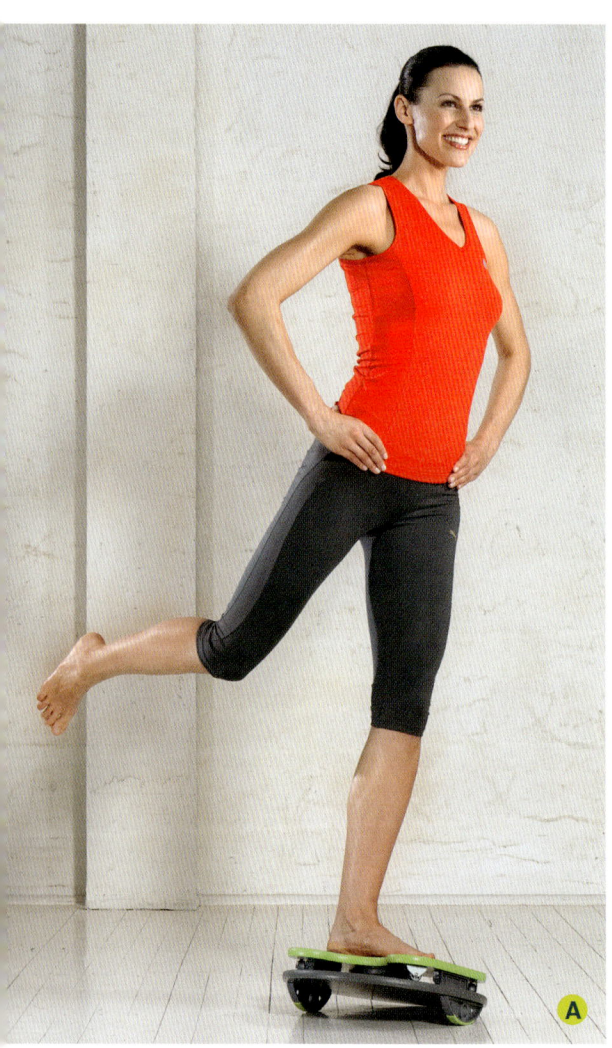 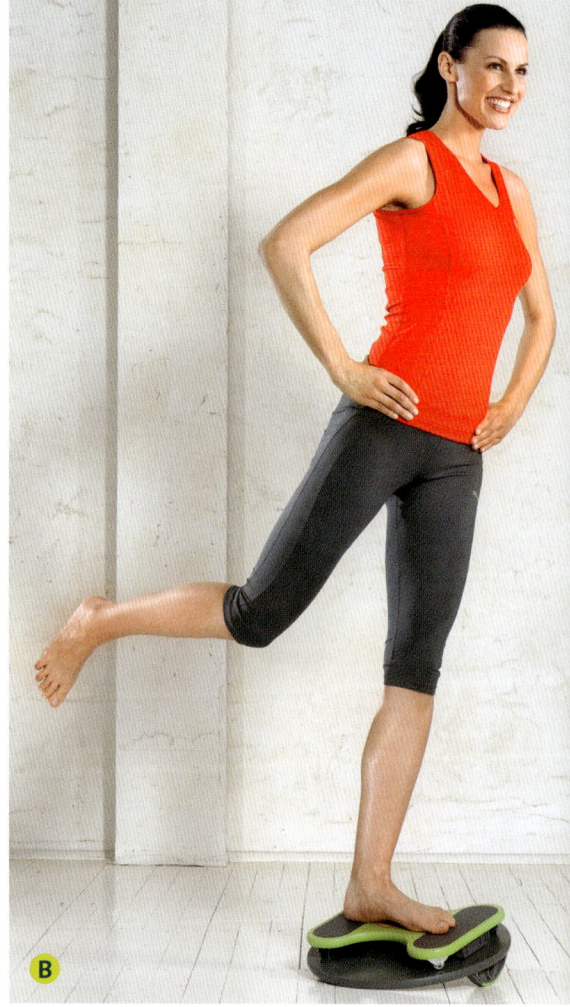

Side Wipp schwer – Stabilisierung der Beinachse

Sie stellen die Platte wieder so auf, dass die Kufen sich vor und hinter Ihnen befinden – die Bremsen sind fixiert. Platzieren Sie den linken Fuß in der Mitte des Bretts, das rechte Bein ist nach hinten gestreckt, doch jetzt haben die Zehen keinen Bodenkontakt mehr, der Fuß bleibt in der Luft.
Aus dieser Position wippen Sie zur Seite, 10-mal nach links **A** und 10-mal nach rechts. **B**
Jetzt wiederholen Sie das Ganze genauso oft mit dem anderen Fuß.

Front Wipp schwer – Koordination der Beinachse

Die Kufen sind diesmal rechts und links von Ihnen, Ihre Position bleibt ansonsten dieselbe wie in der zuvor beschriebenen Übung. Im Unterschied zur Übung vorher verlagern Sie diesmal den Schwerpunkt des Körpers leicht nach vorn, bis die Platte den Boden berührt, und schieben das Gewicht dann wieder leicht zurück, damit die Platte hinten kontaktet.

Dies wiederholen Sie ebenfalls 10-mal, und anschließend kommt das andere Bein ebenso oft dran.

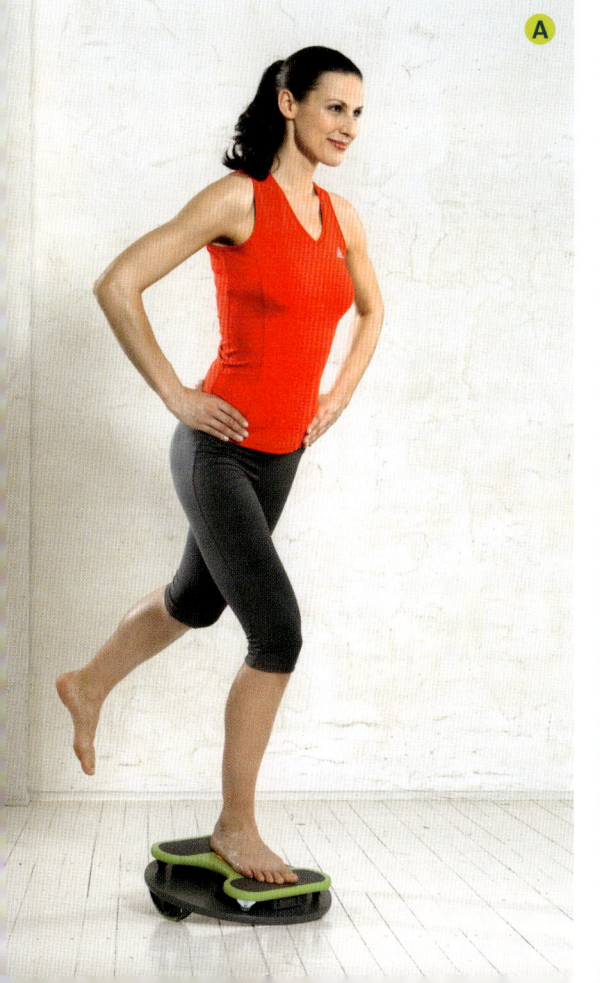

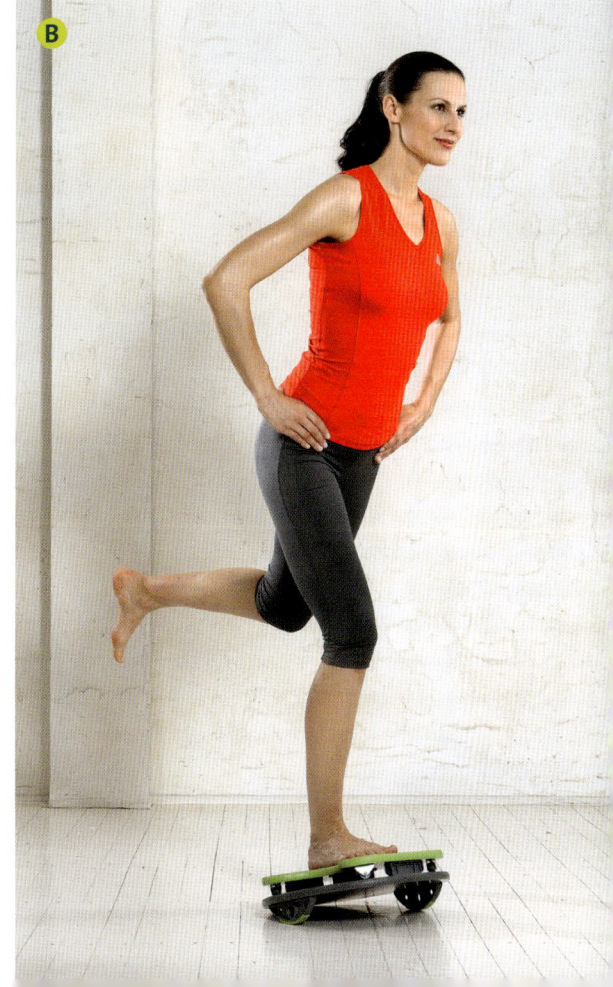

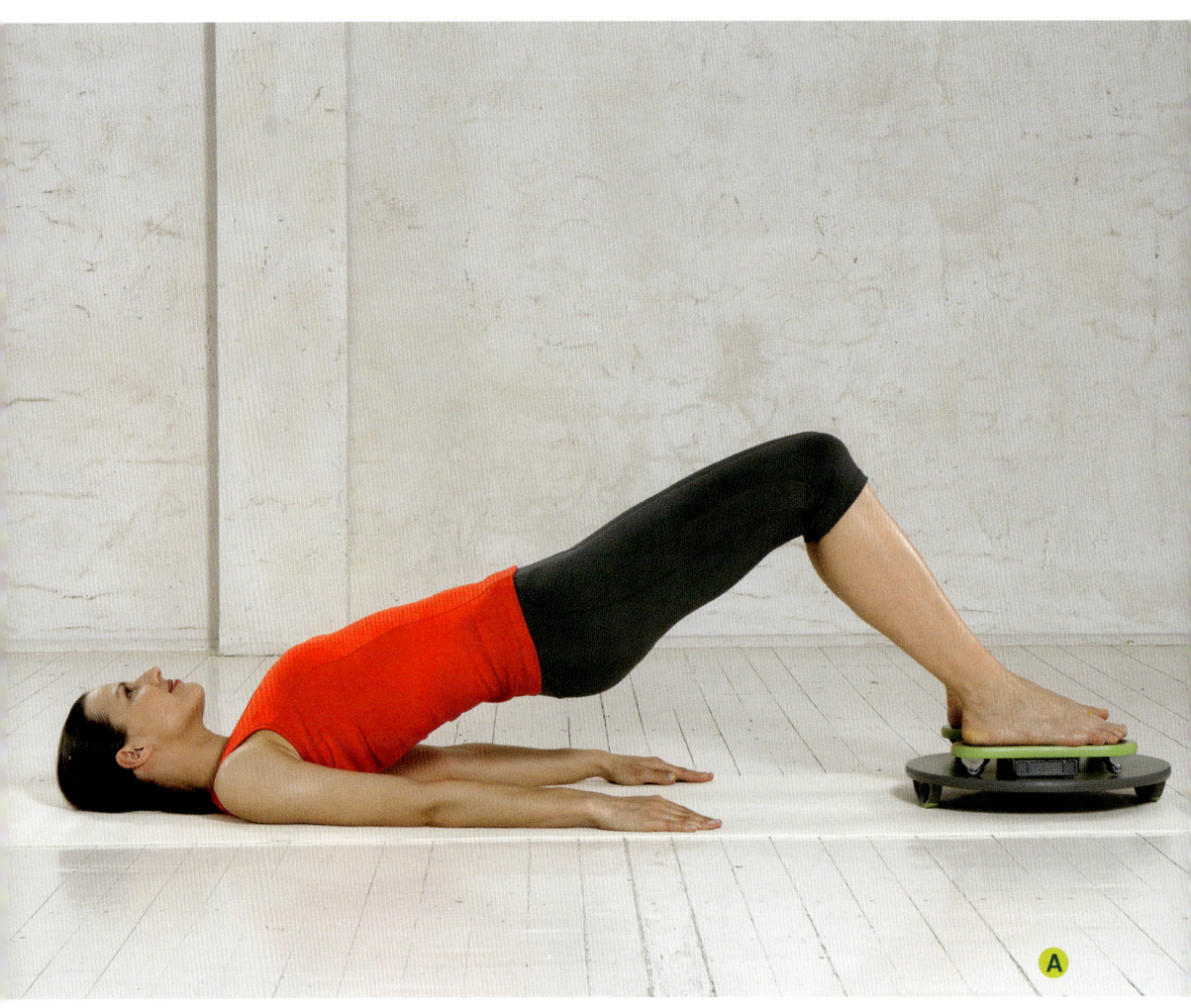

A

Bridging back einfach und schwierig – Bein- und Beckenheben

Sie platzieren die Platte wieder so, dass anfangs die Kufen vorn und hinten sind, das Rollbrett steht quer auf der Standplatte, die Bremsen sind fixiert. Dann setzen Sie sich hinter die Platte, stellen beide Füße auf deren Mitte und legen sich auf den Rücken. Jetzt drücken Sie den Po in die Höhe und halten eine gerade Position, die Füße stabilisieren das Gleichgewicht auf der Platte und kippen nicht zur Seite. **A**

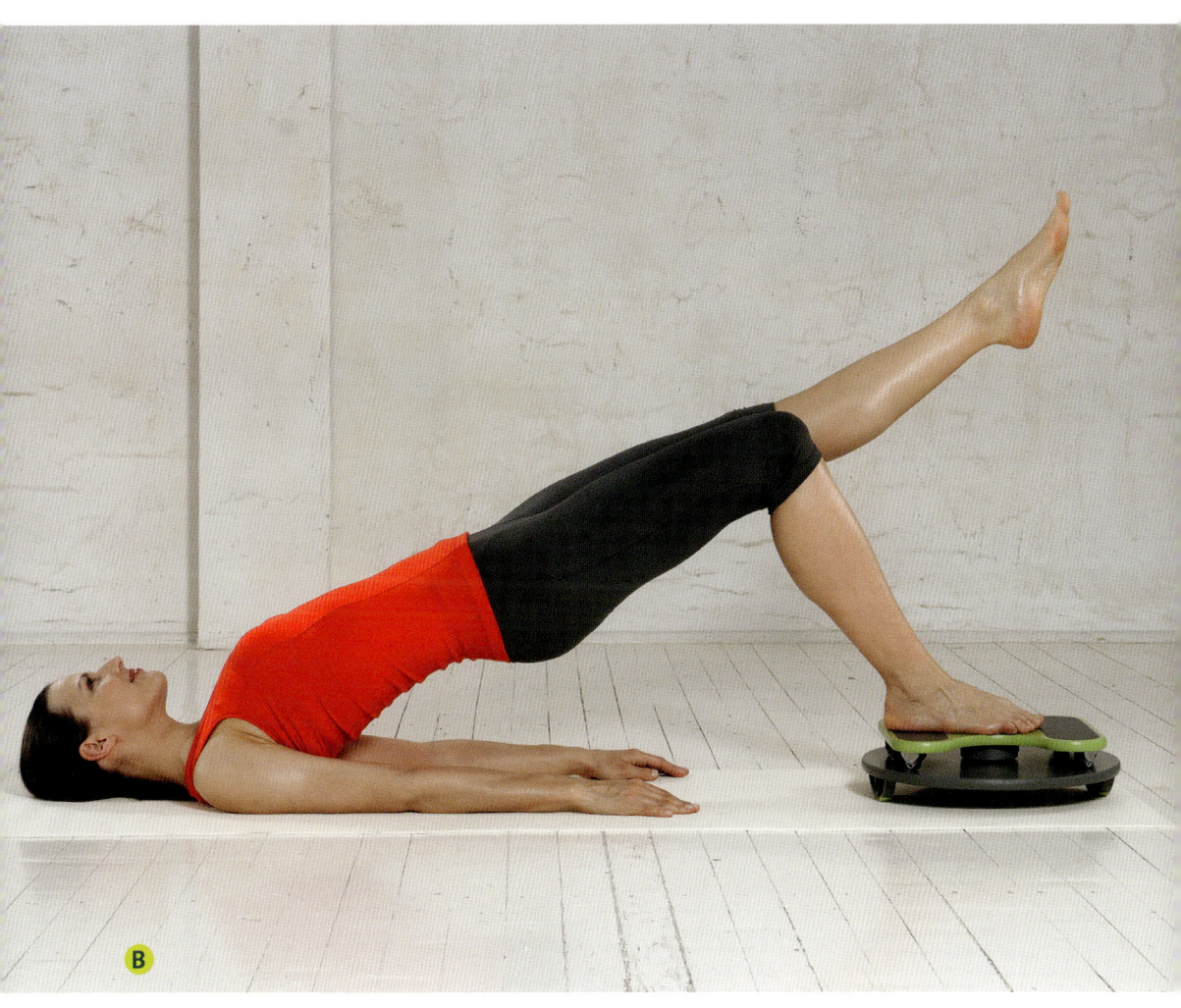

B

Sie können die Übung verschärfen, indem Sie ein Bein strecken und gestreckt halten oder abwechselnd die Beine strecken. Dafür drehen Sie die Rollplatte, bis sie in Richtung der Kufen zeigt. B

Die gesamte Figur der Brücke halten Sie für 10 Sekunden, dann entspannen Sie sich kurz für 10 Sekunden, schütteln die Beine und lockern die Muskeln. Wiederholen Sie die Übung mit jedem Bein 10-mal.

Workout 3
Beinachsentraining II

Hier dreht sich's wieder um den Parallel-Schwung. Sie trainieren mit beiden Beinen auf der Platte und fangen dabei an zu rotieren. Das mobilisiert die Gelenke.

Neben den Muskeln, die in Form kommen sollen, sind die Gelenke das nächste Ziel der Übungen. Diese genialen und komplizierten Konstruktionen brauchen viel Pflege und vor allem Bewegung. Aber eben nicht nur eindimensional, wie sie es meist bekommen: Die Musterübung des Alltags besteht aus Aufstehen, Gehen und Hinsetzen, wobei die Sitzphase eindeutig dominiert. Das ist nicht gut, und darum zielt dieses Workout hier bewusst auf die Gelenke und besonders auf die der Wirbelsäule. Weil die kleinen Wirbelgelenke, die niemand wahrnimmt, die meiste Last tragen, die je nach Körperhaltung immens hoch sein kann.

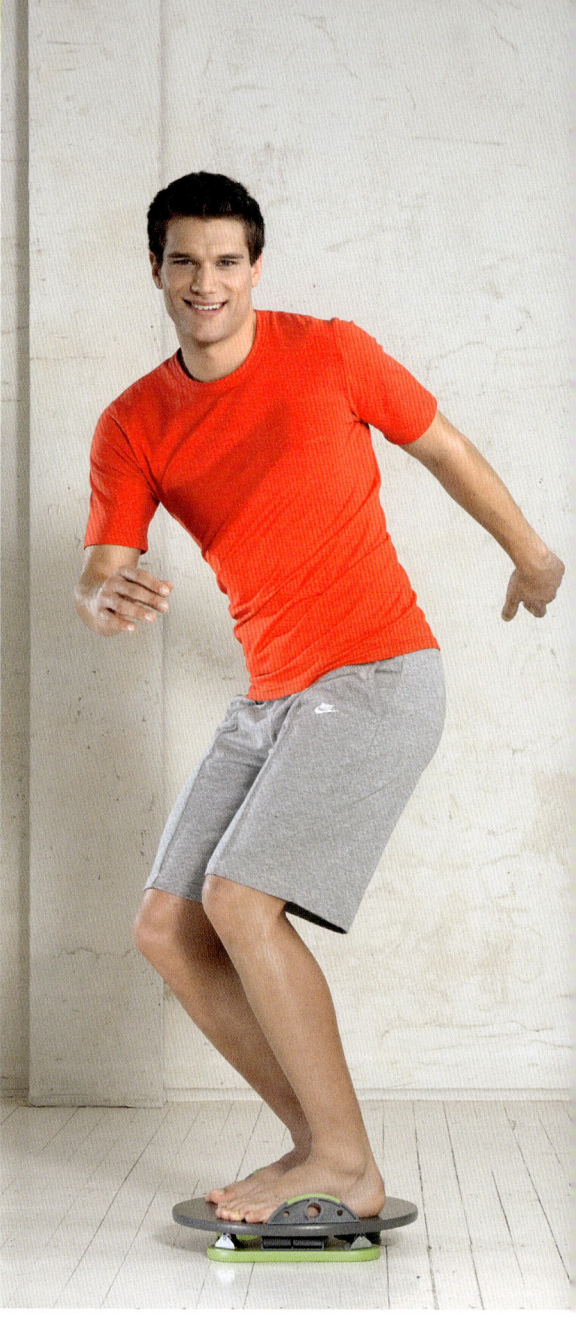

Twist zur Mobilisation der Wirbelsäule

Sie legen die Rollplatte auf den Boden, lösen die Bremsen und setzen die Standplatte darauf.

Dann stellen Sie sich wieder mit leicht gebeugten Beinen in die Mitte der Platte und twisten nach links und rechts.

Ganz im Stile von Chubby Checker: Der Oberkörper bleibt dabei relativ ruhig, doch die Beine drehen sich, auf den Ballen rotiert der Fuß, in diesem Fall bringt er den Druck auf die Rollen, Hüfte und Knie twisten von links nach rechts.

Gymnastik und Dehnen verbessern die Beweglichkeit. Eine Lehrmeinung favorisiert das statische Dehnen, die andere das dynamische. Welche Variante besser ist, hängt aber ab von den jeweiligen Zielen oder Problemen. Wie die verkürzten Muskeln. Denn diese verursachen früher oder später Beschwerden. Muskelverkürzungen plagen Büromenschen vorzugsweise in der Brust oder im hinteren Oberschenkel. Schuld daran hat primär die Haltung am Arbeitsplatz, was ja jeder mittlerweile weiß, aber kaum jemand ändert es! Wir schon, und zwar auf der Platte.

Side Wipp zur Mobilisation und Koordination

Die Kufen der Platte sind vorn und hinten. Auf der Disc steht das Rollbrett, dessen Bremsen nun gelöst sind.

Sie stehen mit geradem Rücken und leicht gebeugten Knien auf der Platte und verlagern Ihr Körpergewicht nach links, bis die Platte den Boden berührt. **A** Dann verlagern Sie den Schwerpunkt leicht nach rechts und kontakten den Boden auf der anderen Seite. **B**

In der ersten Variante arbeiten Sie wie beschrieben mit dem Körperschwerpunkt.

In der zweiten Variante kippen Sie die Platte dann durch das Strecken des Beines. Kippen Sie 10-mal nach links und 10-mal nach rechts.

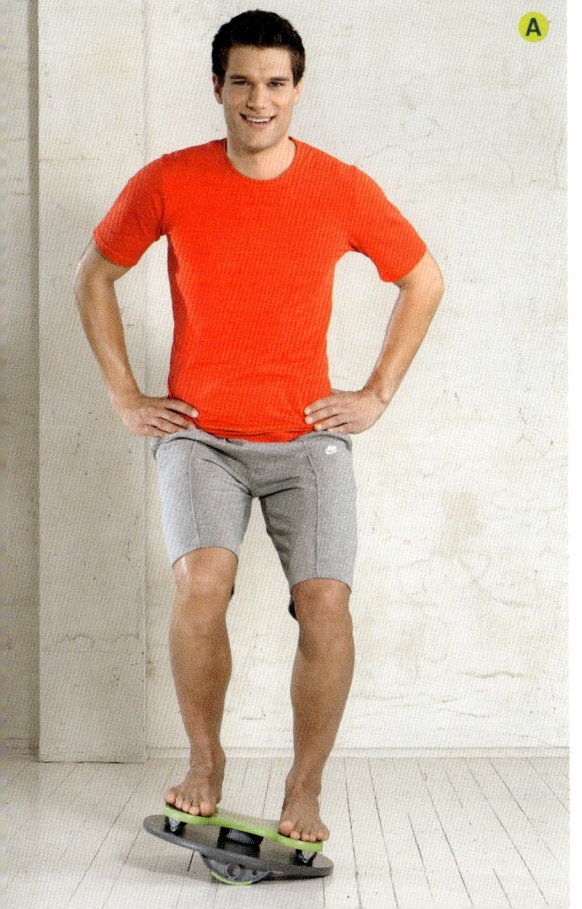

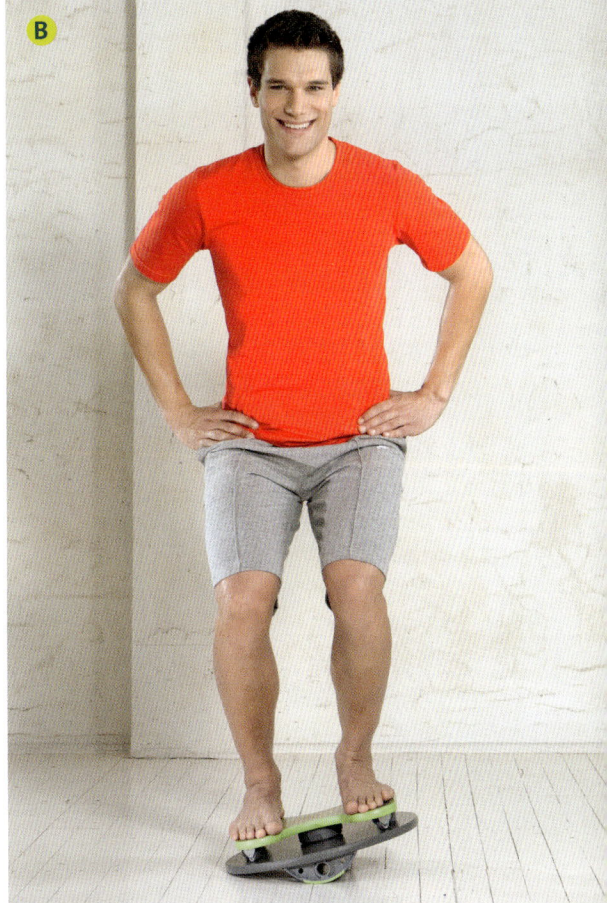

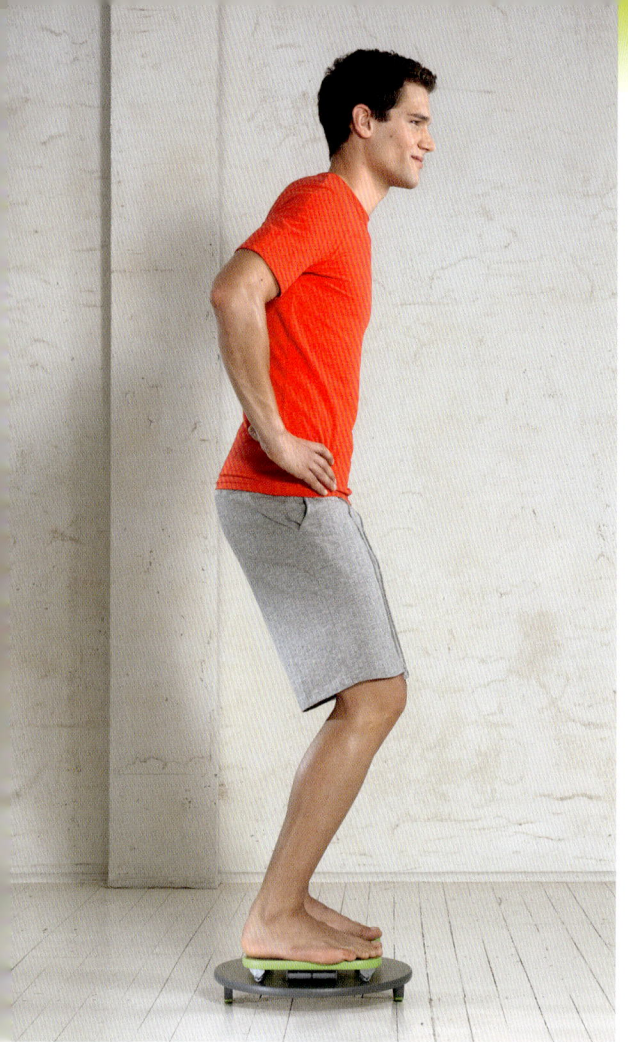
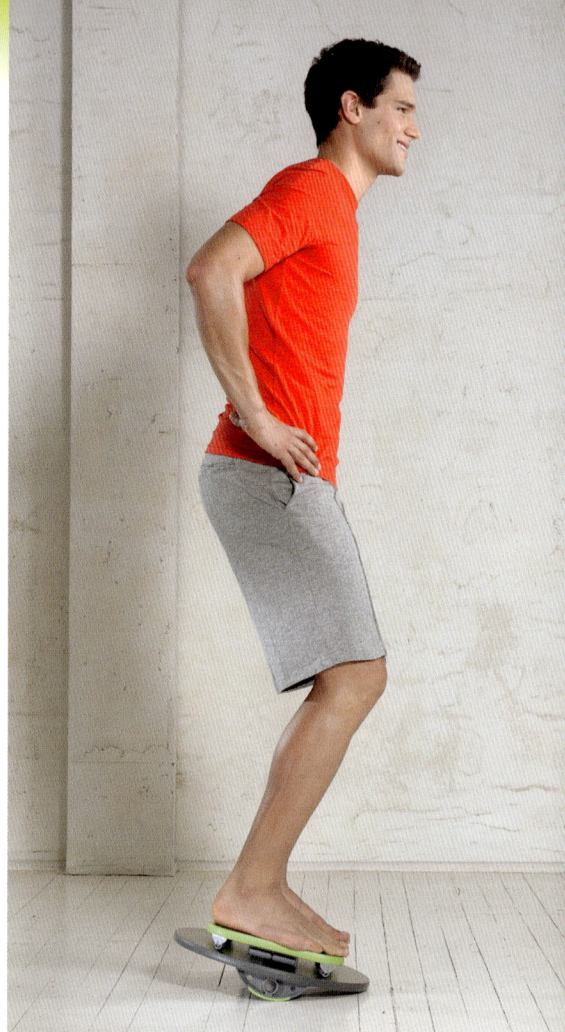

Stabilisation

Sie stehen wieder auf dem Doppeldecker, die Bremsen des Rollbretts sind gelöst. Die Kufen befinden sich vor und hinter Ihnen.
Sie halten nun einfach das Gleichgewicht: Die Platte ruht in der Waagerechten, und Sie stehen in einer möglichst aufrechten Position.
Die Knie bleiben leicht gebeugt, mit den Händen können Sie kleine Schwankungen ausbalancieren. Bleiben Sie entspannt, und verkrampfen Sie Ihre Muskeln nicht. Mit kleinsten Bewegungen tarieren Sie Ihren Schwerpunkt aus.
Atmen Sie dabei 10-mal tief ein und aus.

Front Wipp: vor und zurück

Das Prinzip der Sandwich-Technik bleibt auch bei dieser Übung aktuell: Die Kufen der Platte befinden sich nun links und rechts von Ihnen, darauf ruht das Rollbrett mit den gelösten Bremsen.
Sie stehen mit geradem Rücken und leicht gebeugten Knien auf der Platte. Mit den Zehen drücken Sie die Platte herunter, bis diese Bodenkontakt hat. Dann verlagern Sie das Gewicht auf die Fersen und lassen die Platte hinter Ihrem Rücken kontakten. 10-mal vorn und 10-mal hinten. Finden Sie langsam in einen Rhythmus hinein und bleiben Sie dabei immer aufrecht.

Diagonaler Wipp zur Mobilisation

Positionieren Sie die Disc so, dass die Roll-platte diagonal zur unteren Platte steht, die Kufen der Standplatte sind rechts und links, die Bremsen sind fixiert.
Stellen Sie sich nun auf die Rollplatte.
In dieser leichten Schrittstellung sind die Knie ebenfalls etwas gebeugt.

Jetzt verlagern Sie das Gewicht auf den rechten Fuß und wippen nach vorn, **A** dann auf den linken Fuß und wippen wieder zurück. **B**
Das wiederholen Sie im Wechsel je 10-mal. Dann drehen Sie die Rollplatte zur anderen Seite, und die Übung beginnt wieder von vorn.

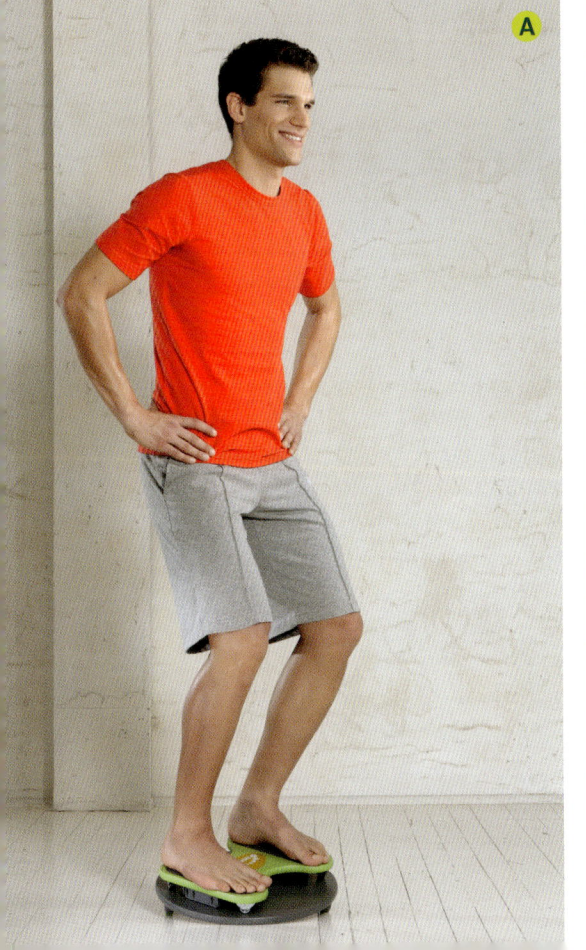
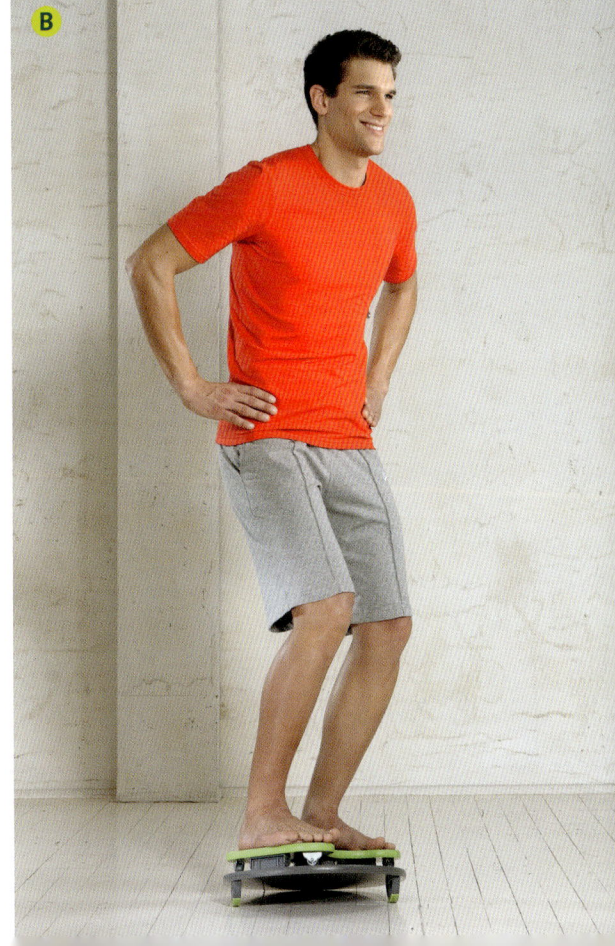

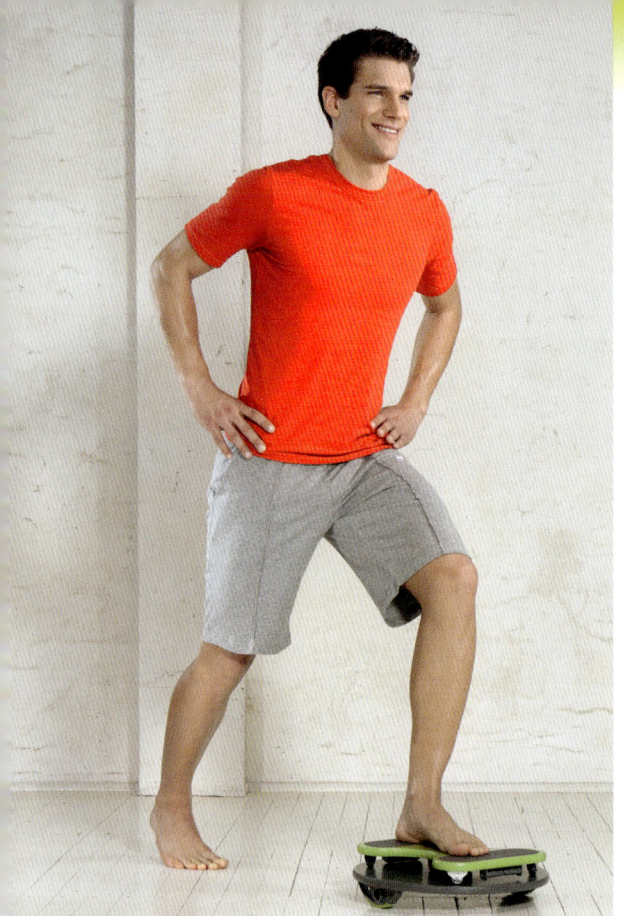 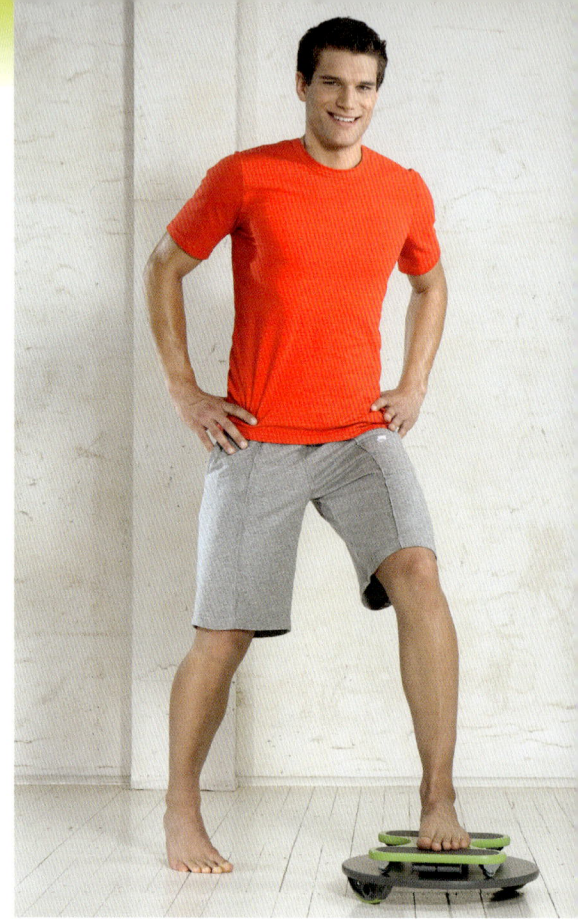

Stabilisation des Sprunggelenks

Sie haben die Übung im zweiten Workout bereits dynamisch auf dem Doppeldecker trainiert, doch mit fixierter Bremse – diese ist nun gelöst.

Sie platzieren den linken Fuß in der Mitte der Platte, das rechte Bein ist nach hinten gestreckt, und der Fuß berührt nur mit den Zehen den Boden. Das Gewicht lastet auf dem linken Trainingsbein, und das versucht nun über den linken Fuß die Platte waagerecht zu halten.

Nach 10 Sekunden wechseln Sie auf das rechte Bein, insgesamt wiederholen Sie die Übung 3-mal.

Dann drehen Sie das Brett in die Side-Wipp-Position und stabilisieren im gleichen Rhythmus.

Hüftgelenksmobilisation

Sie bringen die Platte wieder in die Front-Wipp-Position und nehmen die gleiche Haltung ein wie in der Übung zuvor.

Diesmal twisten Sie mit der Hüfte, und das Trainingsbein dreht sich im kleinen Stil mit.

Das Standbein bleibt ruhig, ebenso der hintere Fuß, der sich nach Möglichkeit nicht mitdreht. Drehen Sie nur das Trainingsbein vorsichtig im Hüftgelenk hin und her. Das Bild zeigt die Drehung nach innen, der die Drehung nach außen folgt – das Knie bleibt fixiert, ebenso das Fußgelenk, die Bewegung soll allein aus der Hüfte kommen. Auch das Standbein bleibt passiv. Nach 20 Drehungen wechseln Sie auf den anderen Fuß.

Beinachsenstabilisation und Ballprellen

Die Position der Platte und die Körperhaltung bleiben jetzt genau so wie in den Übungen links, nur halten Sie diesmal das Gleichgewicht auf einem Bein und sind flankiert von zwei Bällen: Der Fuß des Standbeins ruht auf einem Ball und mit einer Hand prellen Sie zusätzlich einen zweiten Gymnastikball.

Jedes Bein hält die Position 3-mal 10 Sekunden lang, dann drehen Sie die Platte mit den Kufen nach vorn und wiederholen die Übung im gleichen Rhythmus.

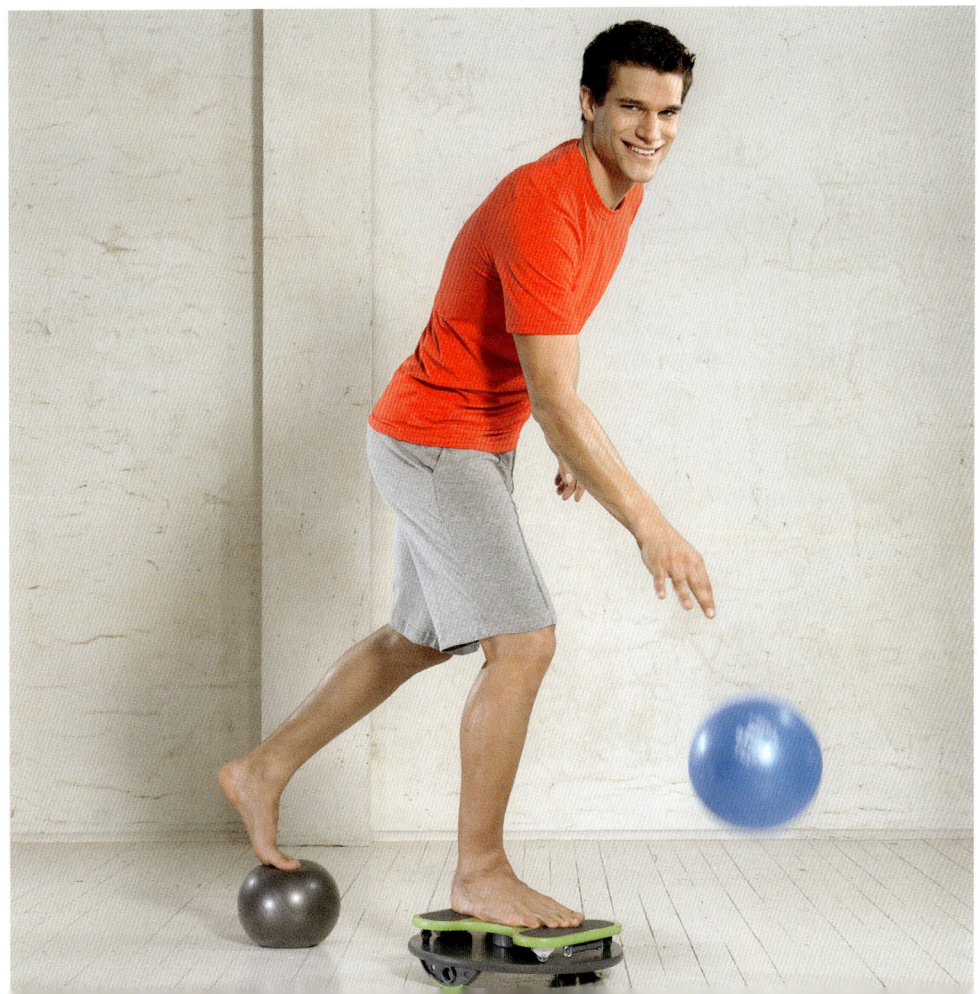

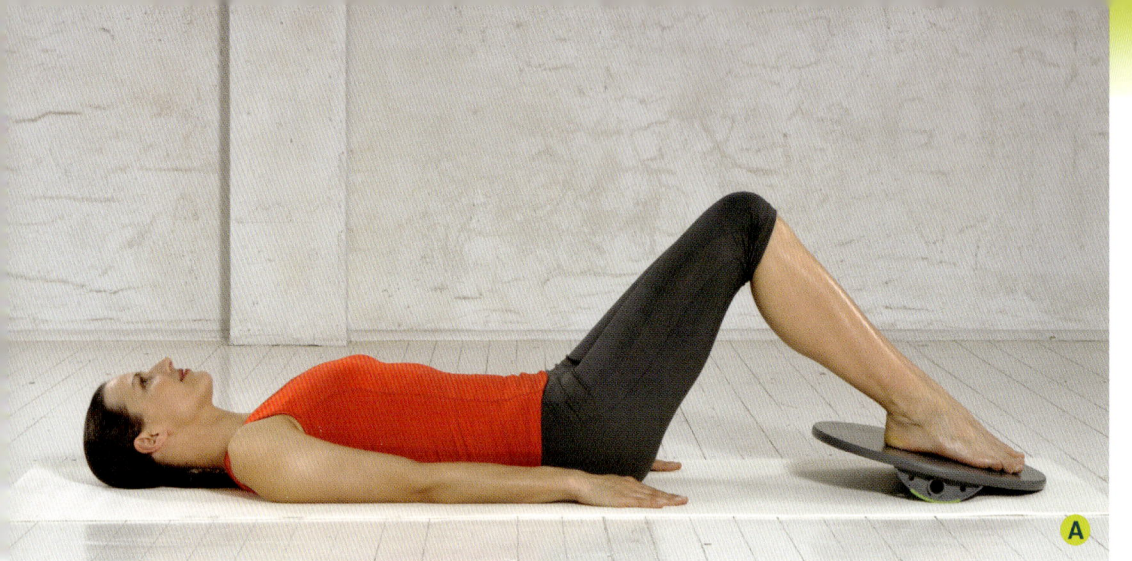

A

Workout 4
Training zur Rumpfstabilisierung

Jetzt werden Sie endgültig zum Meister des Stabilisierens! Im Stand ist das ja noch eine nette Angelegenheit, in der Rückenlage jedoch schon eine eher kräftezehrende. Während die Füße auf der Platte ruhen und sich wieder vor und zurück oder zu den Seiten bewegen, schwebt das Becken die meiste Zeit in der Luft, weil Sie es mit aller Kraft dort halten.

Mobilisation beim Front Wipp auf dem Rücken

Sie platzieren die einfache Platte wieder so, dass die Kufen links und rechts sind. Dann setzen Sie sich hinter die Platte, stellen beide Füße auf die Mitte der Platte und legen sich auf den Rücken.
Aus der Position drücken sie die Platte mit den Füßen nach vorne **A** und hinten. **B**
Das tun Sie 10-mal in jede Richtung.

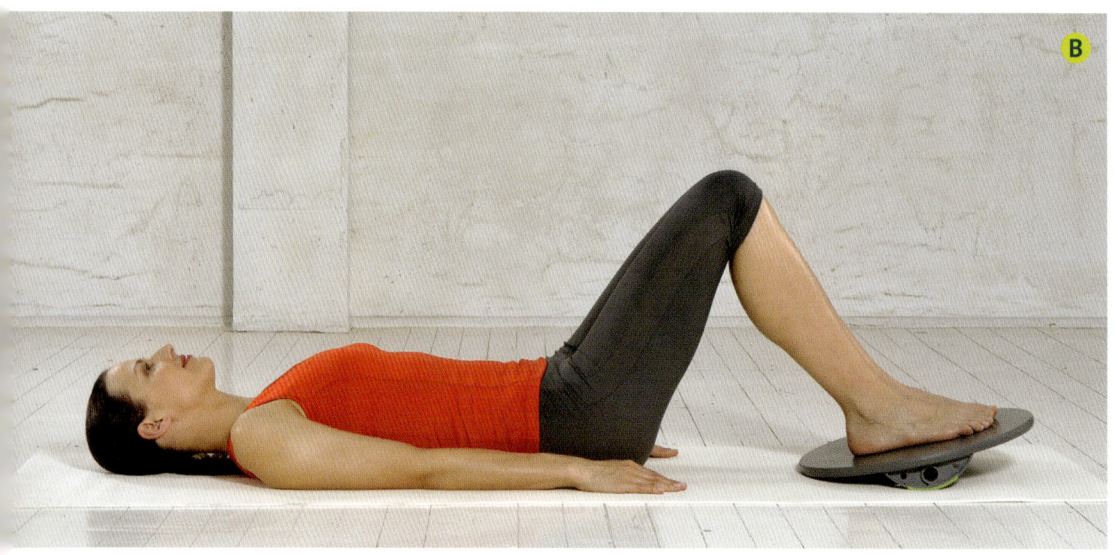

B

Straffer Po und Koordination!

Ein vorzügliches Training für den Rumpf: Bauch und Rücken sind angespannt, und auch die Pomuskulatur arbeitet auf Hochtouren, ebenso die Beinbeuger. Dieses Training ist anfangs bestimmt nicht einfach, weil fast alle potentiellen Schwachstellen gefordert sind. Darum genügen zu Beginn auch kurze Trainingseinheiten, damit die stabilisierende Muskulatur sich entwickeln kann und dann stark genug ist für die einzelnen Mobilisierungseinheiten.

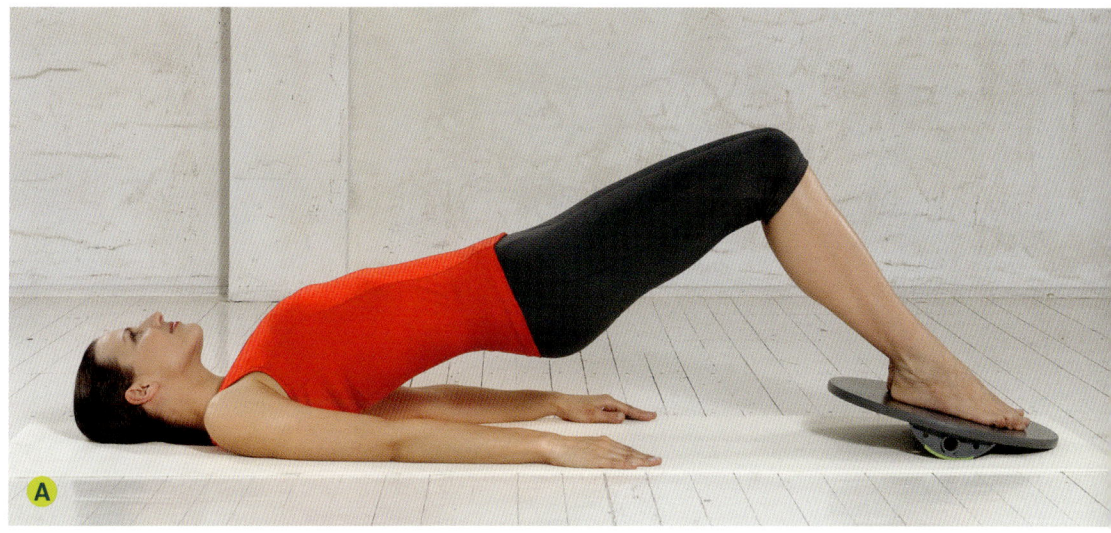

Rumpfstabilisation mit Beckenheben, Beinstrecken und Wippen vorwärts

Dies ist praktisch die gleiche Übung wie die zuletzt beschriebene – nur noch etwas anspruchsvoller. Sie sitzen hinter der einfachen Platte, stellen beide Füße auf deren Mitte und legen sich auf den Rücken.

Aber diesmal heben Sie das Becken an, und in dieser Position kippen die Füße die Platte jeweils 10-mal vor **A** und zurück. **B**

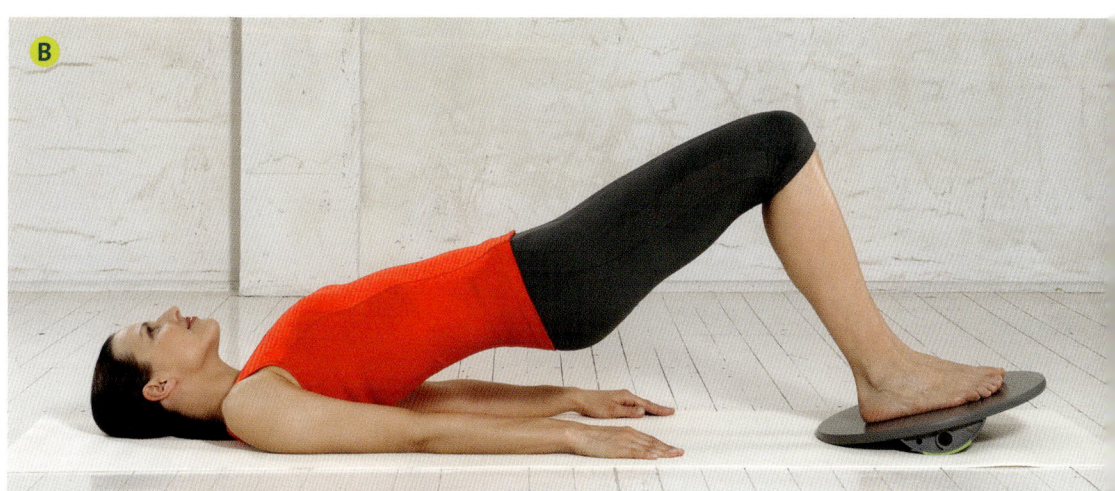

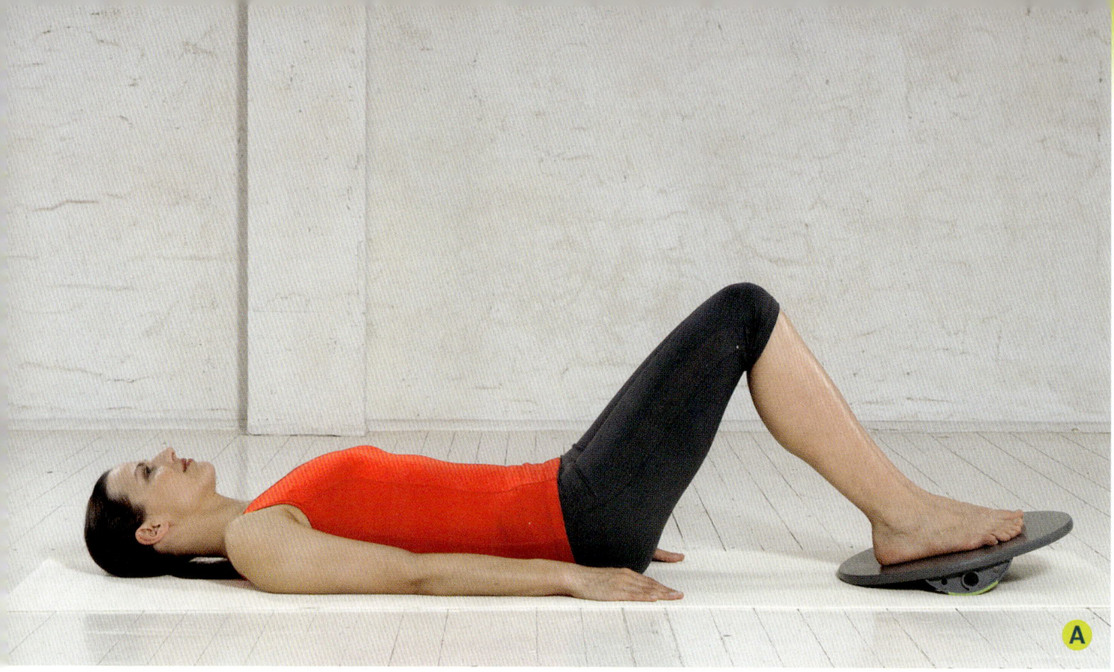

A

Rumpfstabilisation mit statischem und dynamischem Beckenheben

Diese Übung ist noch ein wenig komplexer, weil sie die beiden vorherigen kombiniert: In Rückenlage wippen die Füße erst auf der Platte jeweils 10-mal vor und zurück. **A**

Dann bringen Sie die Platte wieder in die Balance – Sie führen sie also in eine waagerechte Position zurück – und heben das

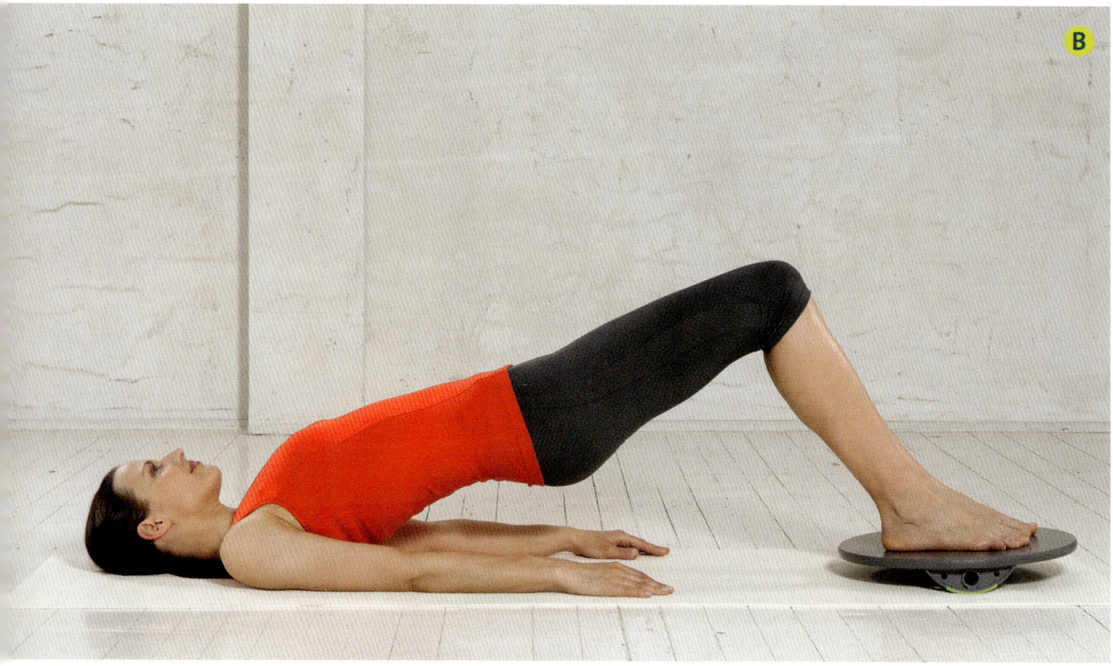

B

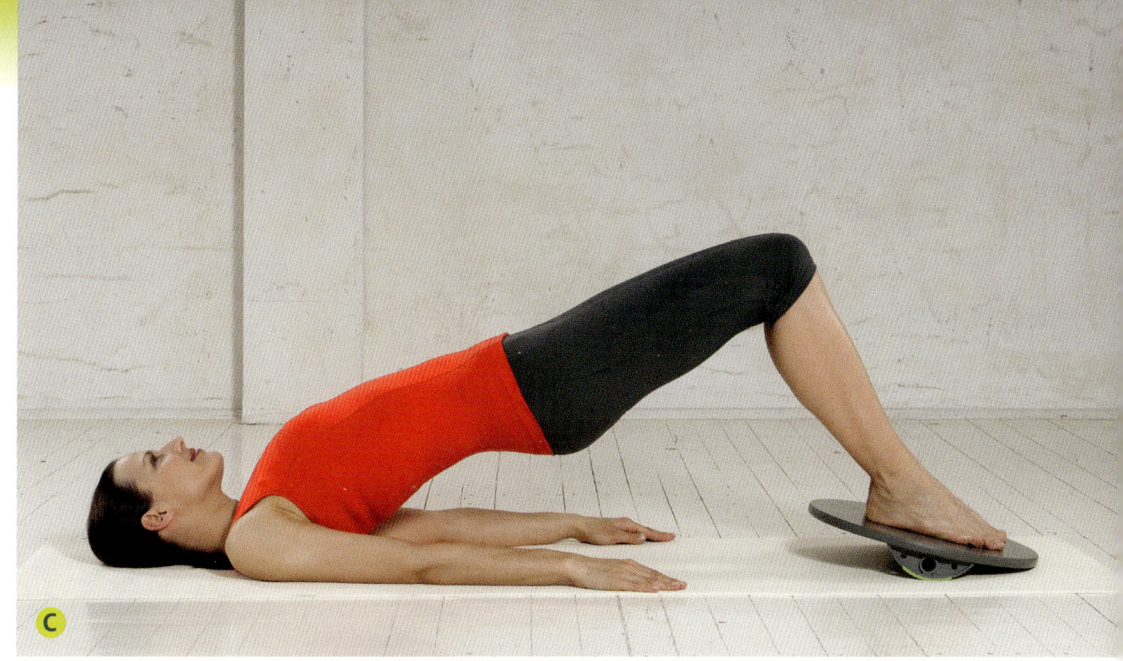

C

Becken, stabilisieren für 10 Sekunden **B** und gehen zurück in die Rückenlage. Anschließend richten Sie das Becken wieder auf und kippen die Platte nach vorn. **C** Halten Sie die Position für 10 Se-kunden, danach gehen Sie wieder in die Rückenlage. Kurz ausruhen.

Dann zum letzten Mal das Becken heben und diesmal die Füße samt Brett nach hin-ten kippen. **D**

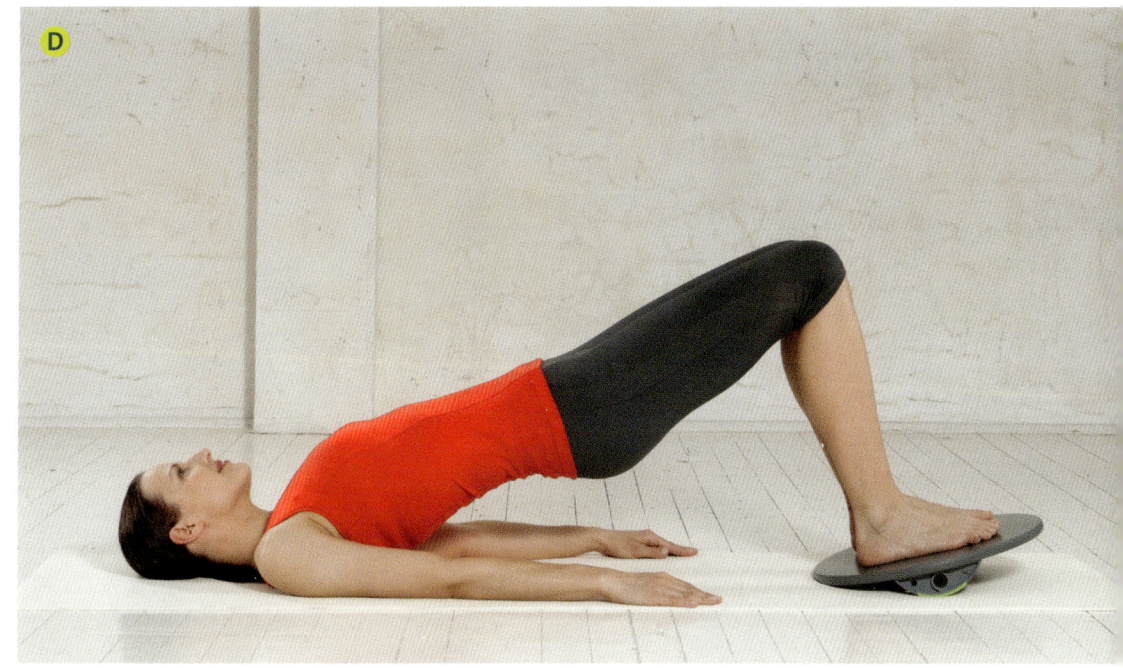

D

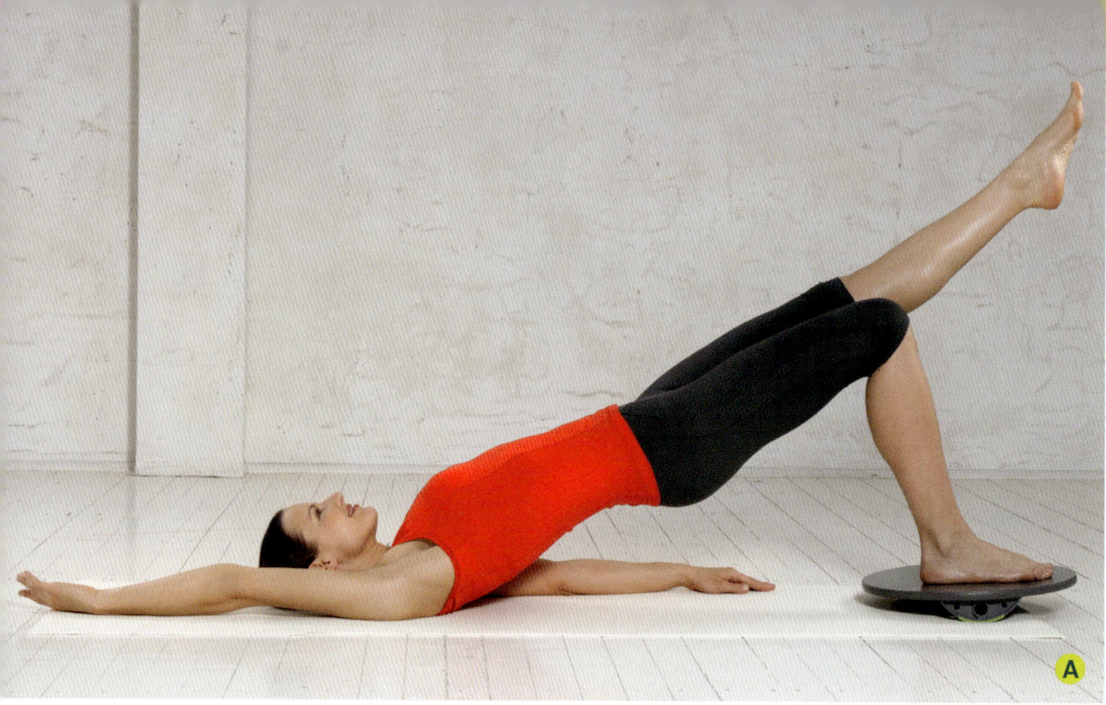

A

Rumpfstabilisation und Armkoordination/Kreuzkoordination

Sie bleiben in der Rückenlage, bringen das Brett mit den Füßen wieder in die Balance und üben jetzt die Kreuzkoordination.

Erst heben Sie das Becken, dann strecken Sie den linken Fuß und drehen gleichzeitig den rechten Arm nach hinten. **A** Dasselbe machen Sie danach seitenverkehrt. **B** Diesen Wechsel wiederholen Sie 10-mal.

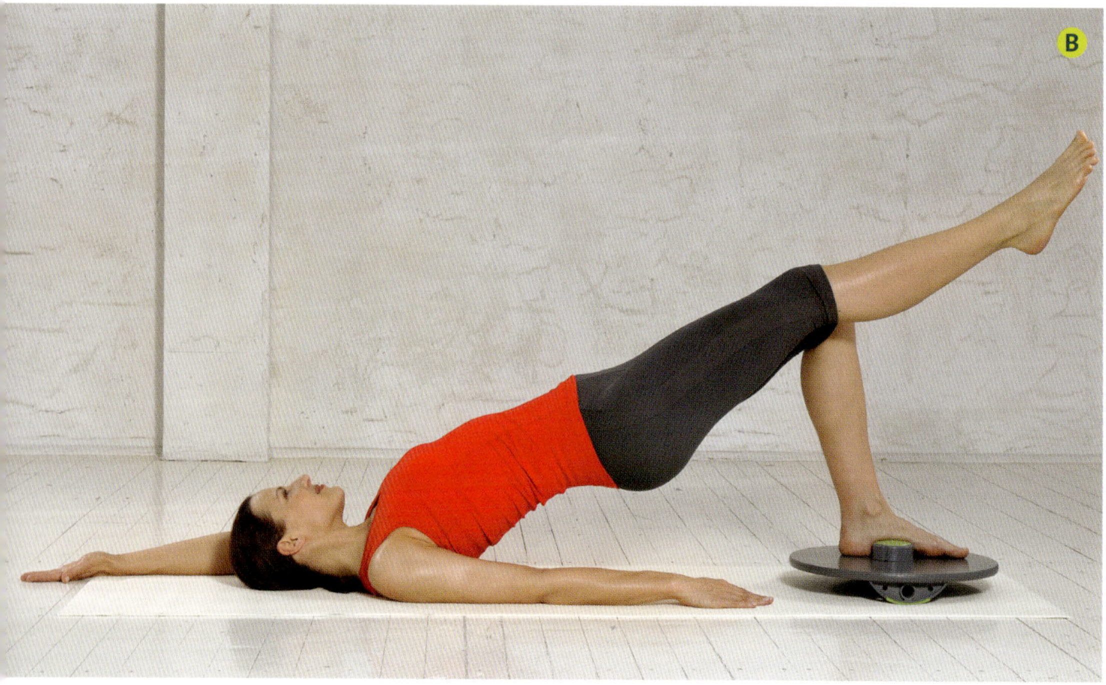

B

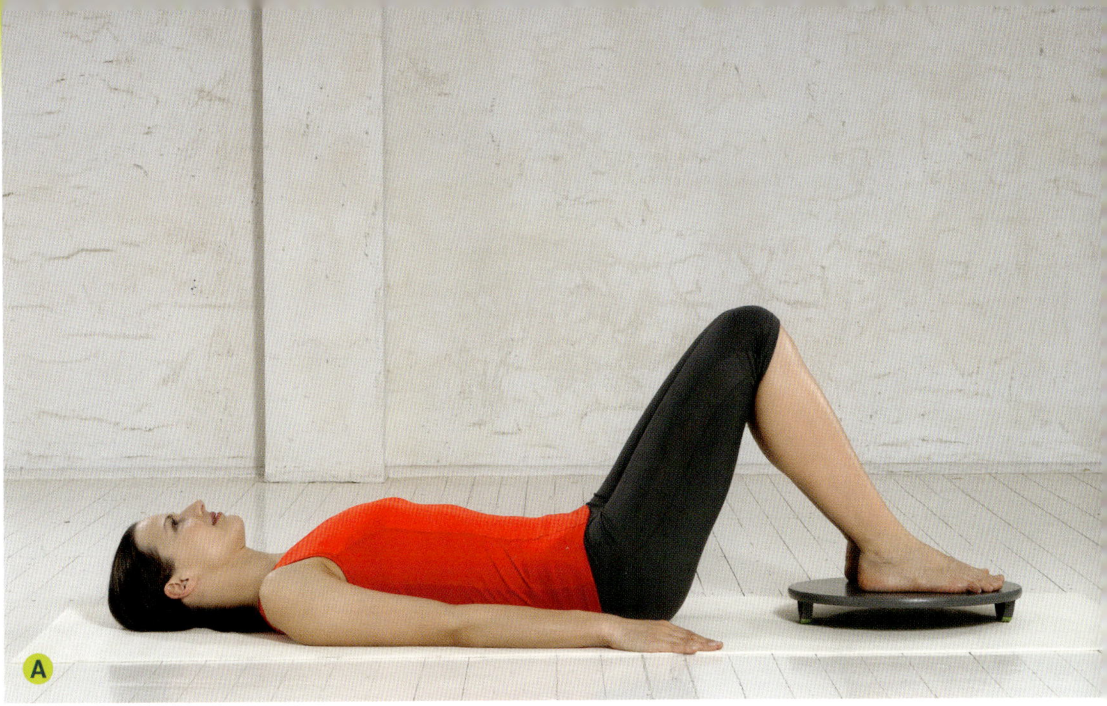

A

Rumpfmobilisation und Beckenheben

Die Kufen der Platte stehen vorn und hinten, die beliebte Ausgangsposition bleibt gleich. **A**

Sie halten die Platte in der Schwebe und bewegen das Becken auf und ab, und das 10-mal. **B**
Es folgen eine kleine Pause und weitere 10 Wiederholungen.

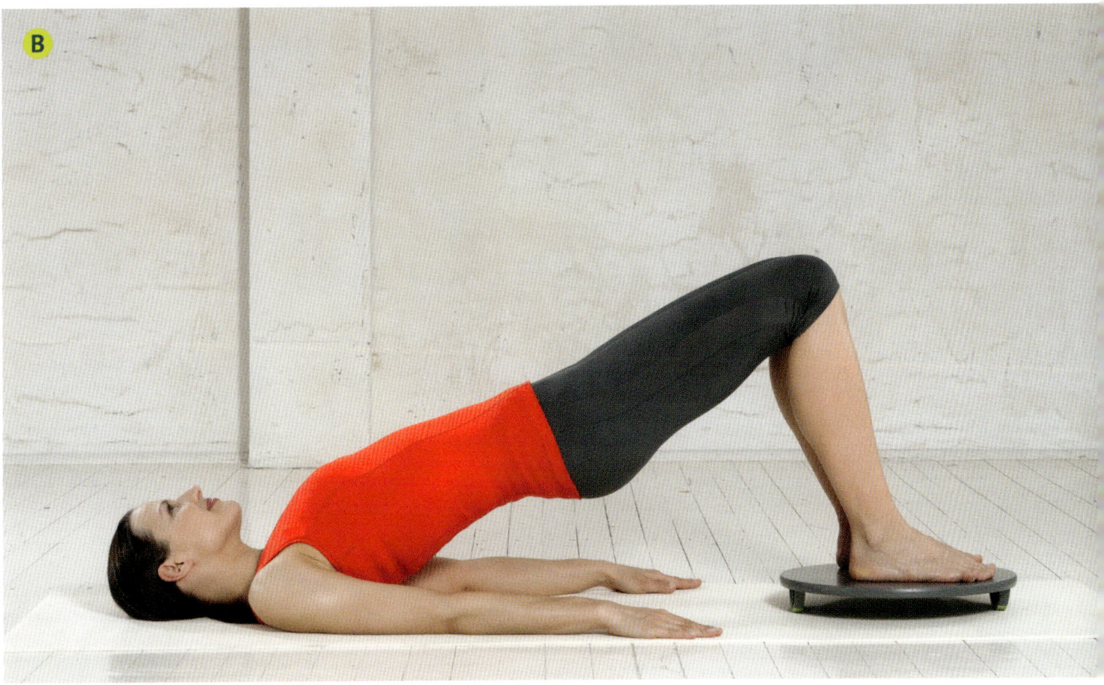

B

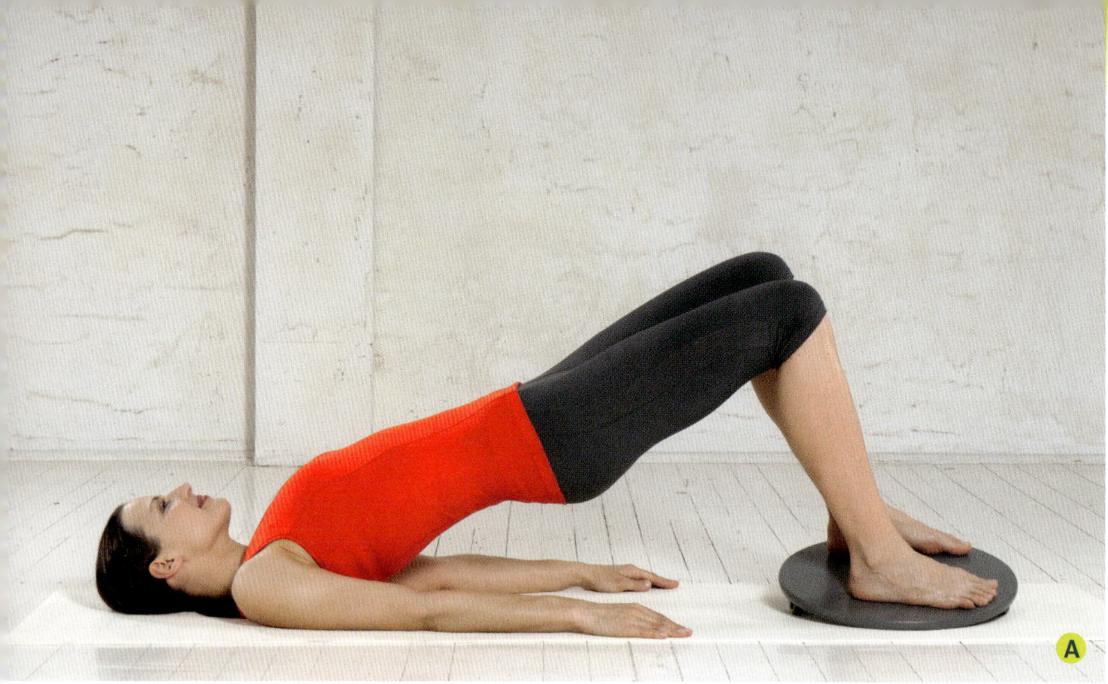

A

Rumpfstabilisation mit Side Wipp

Sie können gleich weitermachen: Die Position der Disc und die Körperhaltung bleiben wie in der Übung auf Seite 83.

Halten Sie das Becken in der Luft, und kippen Sie die Platte nach rechts **A** und nach links. **B** Jeweils 10 Bodenkontakte, dann kurz pausieren und die gesamte Übung noch 2-mal wiederholen.

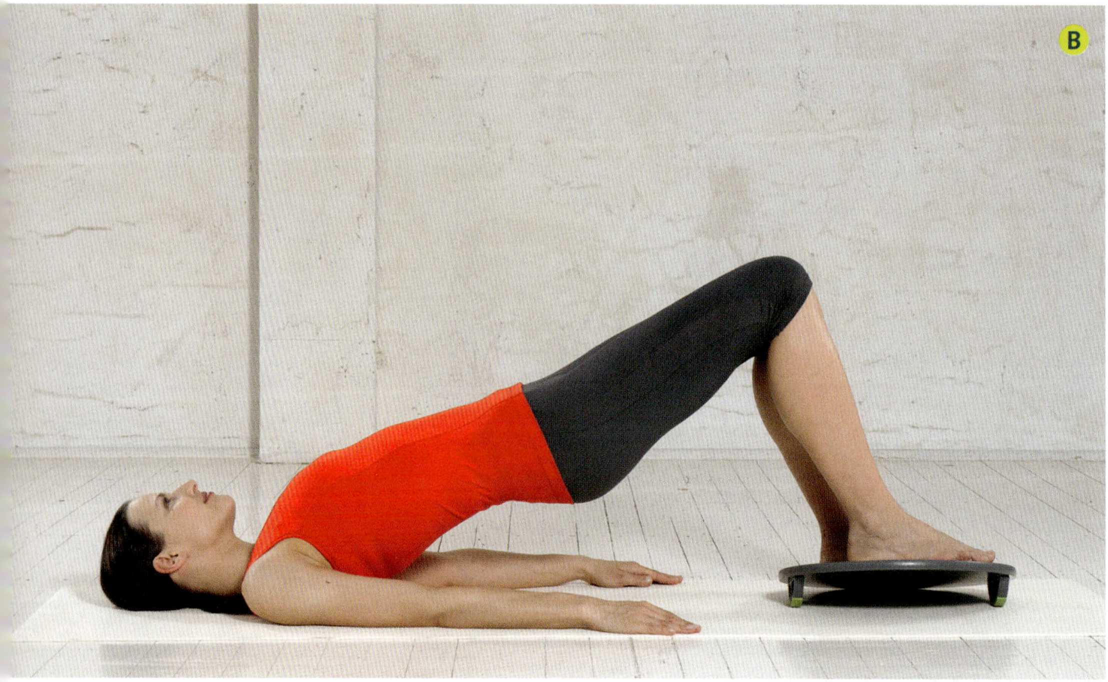

B

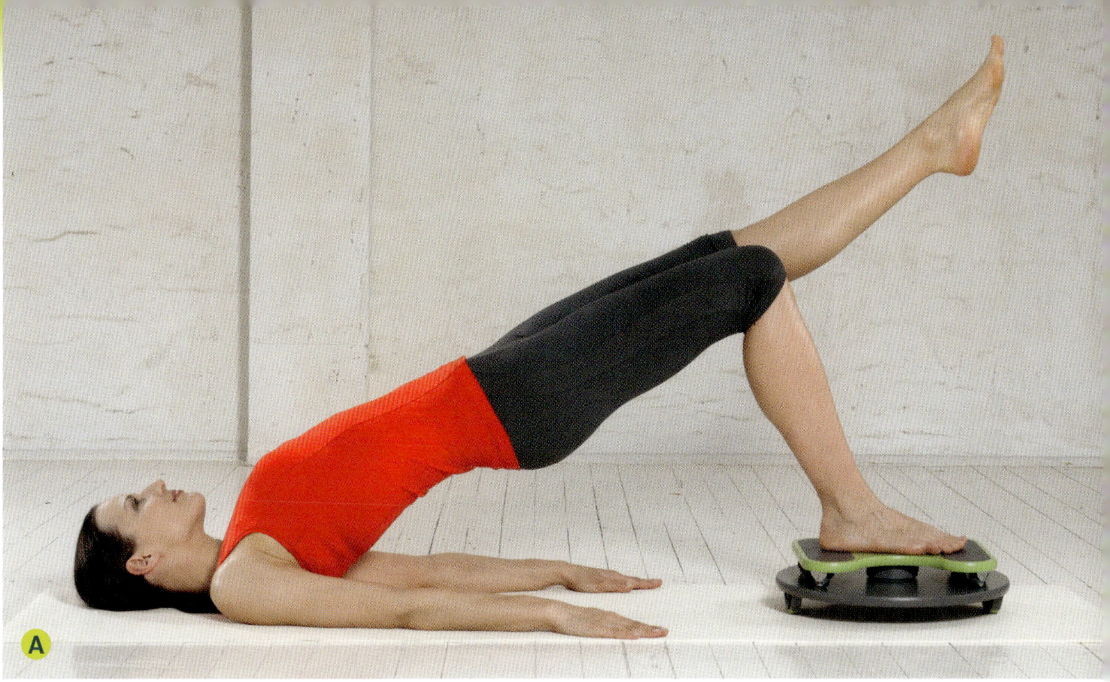

A

Beckenstabilisation:
Bein gestreckt und angewinkelt

Bauen Sie die Platte zum Doppeldecker um, und lösen Sie die Bremsen. Die Kufen sind vorne und hinten. Sie stellen beide Füße auf die Mitte der Platte und halten diese in der Waage. Das linke Bein strecken, **A** zur Brust ziehen **B** und wieder absetzen; dann das rechte Bein.
Jedes Bein absolviert die Übung 10-mal.

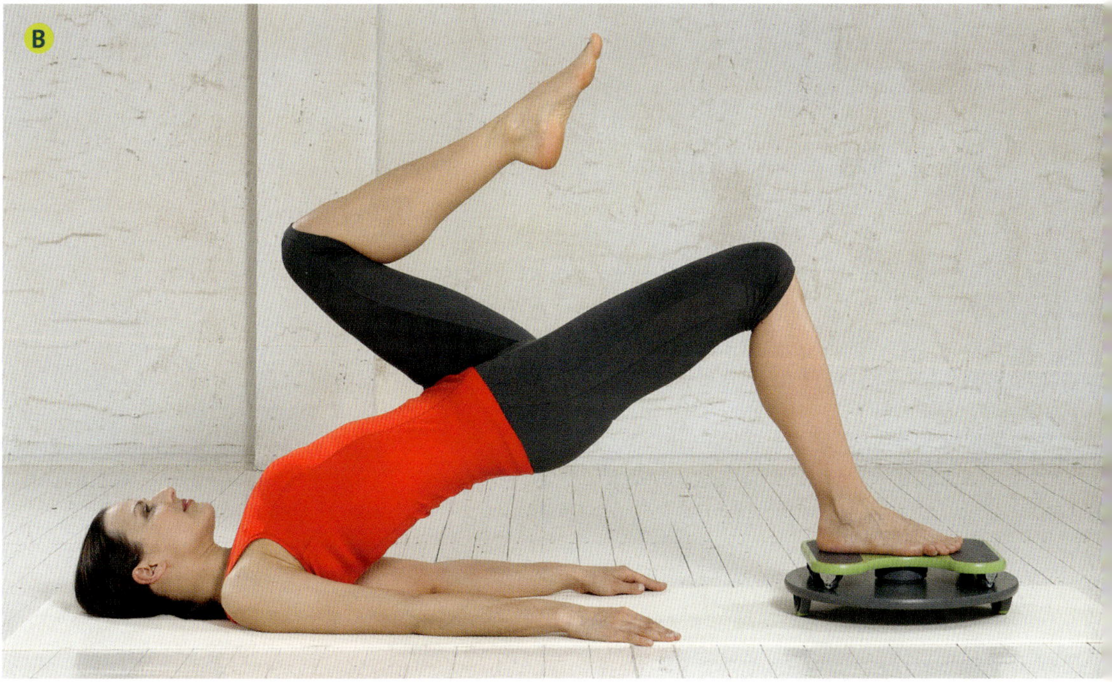

B

Workout ⑤
Training für Schultergürtel und Oberkörper

Dieses Workout entfesselt neue Kräfte. Von der Rückenlage wechseln Sie für die Übungen auf den nächsten Seiten nun in die Bauchlage – das klingt bequemer als es ist, denn Sie widmen sich jetzt wackeligen und ziemlich anspruchsvollen Varianten des altbekannten Liegestützes. Dieser stabilisiert die gesamte Muskulatur des Schultergürtels und kräftigt Brust und Arme.

Sie müssen sich bestimmt anfangs erst einmal an das Gefühl des kippenden Oberkörpers gewöhnen, doch sind Ihre Rezeptoren erst einmal besser an diese Herausforderung gewöhnt, werden sie auf Grün schalten, wenn es um anspruchsvollere Trainingsideen für die Koordination geht. Dann können Sie sich auch mehr zutrauen. Das können Sie gleich im nächsten Workout ab Seite 92 testen. Dort finden Sie weitere Varianten.

Sie trainieren Kraft und Koordination

Für die folgenden Liegestütz-Varianten stützen Sie die Hände auf die Platte und bewegen den Oberkörper auf und ab. Sie finden auf den folgenden Seiten verschiedene Versionen, die Sie alle nachturnen können.

Zwischen den Übungen stellen Sie sich wie gewohnt auf die Platte und wippen oder kippen, ganz nach Belieben, doch vor allem lockern Sie die Schultern und schütteln die Arme aus, bevor Sie wieder in die diagonale Horizontale abtauchen und den nächsten Satz Liegestütze absolvieren.

Bei diesem Workout orientieren Sie sich übrigens nicht an der Zeit, sondern an der Zahl der Wiederholungen, denn mit dieser Größe wird beim Krafttraining üblicherweise gearbeitet: Pro Satz soll die Zahl der Wiederholungen in Relation stehen zur maximalen Kraft. Für den Muskelaufbau trainieren die Sportler meist mit einem Gewicht, das 60 bis 80 Prozent der Maximallast entspricht und 8- bis 12-mal bewegt werden kann.

Bekannte Übung – noch knackiger

Wenn es um Kraft für den Oberkörper geht, ist der Liegestütz der Klassiker. Je nachdem, wie lang Sie sich dabei machen, erfordert die Übung ein hohes Maß an Körperspannung und Kraft.

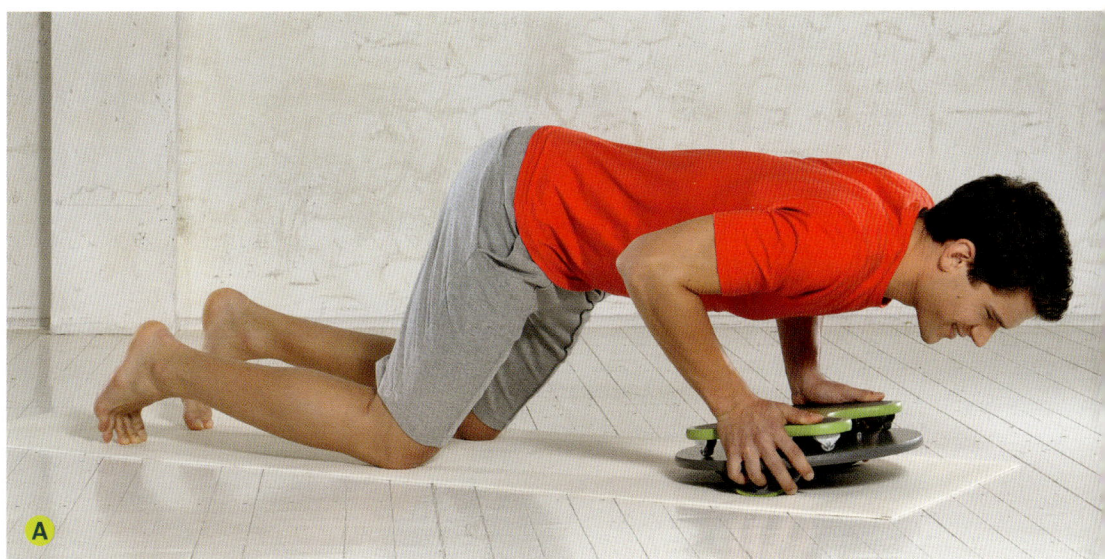

A

Schultergürtelstabilisation im Liegestütz

Die Kufen der Doppeldecker-Platte sind links und rechts, die Bremsen sind fixiert. In der einfachen Variante gehen Sie auf die Knie, legen die Hände an die Außenseiten der Platte, schieben diese etwas nach vorn, senken den Oberkörper ab und drücken ihn wieder hoch – die Platte bewegt sich, bleibt aber möglichst in der Ebene. **A** In der schwierigeren Version strecken Sie die Beine und bewegen dann den Oberkörper zur Platte hin. **B** Absolvieren Sie insgesamt 10 Liegestütze.

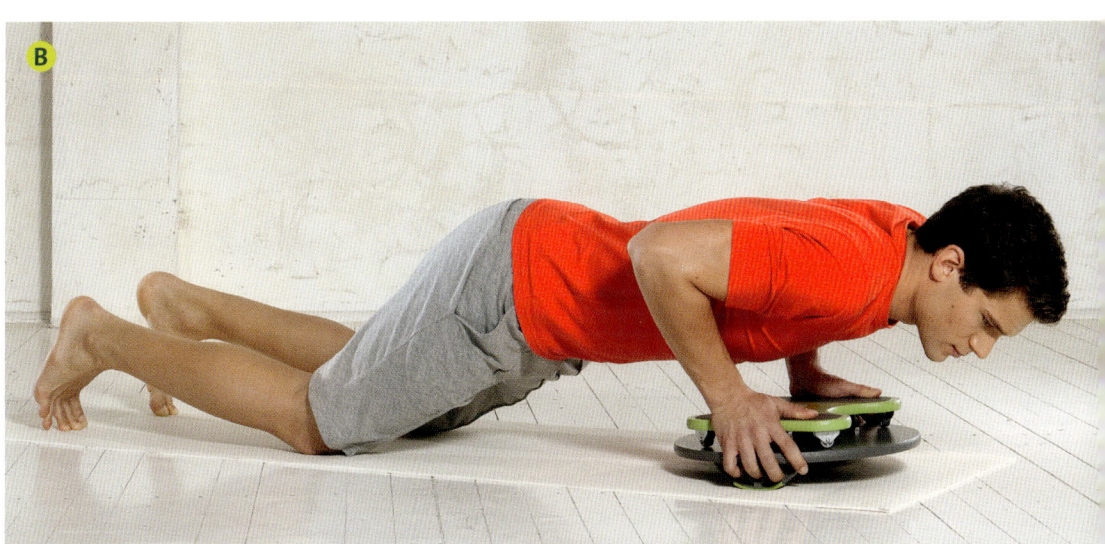

B

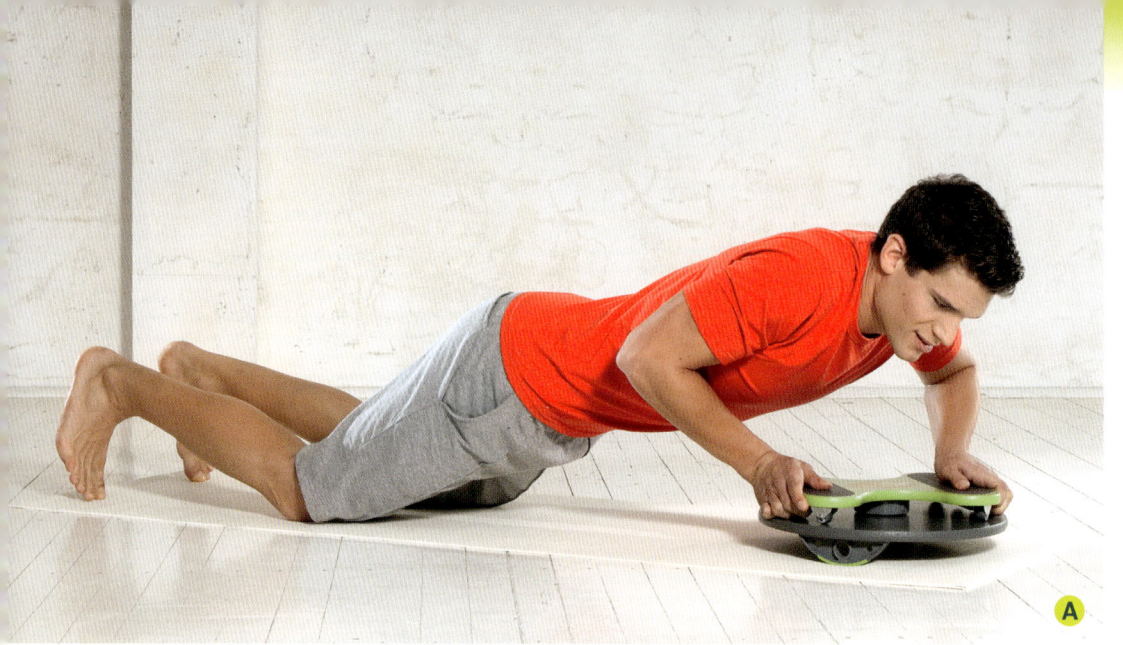

Stabilisation des Schultergürtels per Liegestütz-Twist

Diesmal lösen Sie die Bremsen der Disc, gehen in eine tiefe Liegestützposition und drehen den Oberkörper auf der rotierenden Platte – langsam und kontrolliert, denn die Platte soll dabei in der Balance bleiben. **A** Nach 30 Sekunden wechseln Sie die Platte von der Front-Wipp- in die Side-Wipp-Stellung und wiederholen die Übung für 30 Sekunden.

Dynamischer Liegestütz auf stabiler Platte

Sie bringen die Doppeldecker-Platte in die Side-Wipp-Stellung, fixieren die Bremsen und absolvieren auf die vorher beschrieben Art 10 Liegestütze. Sie können die Hände auch auf dem Rollbrett platzieren. In der leichten Version sind die Knie und die Schienbeine auf dem Boden, **B** in der schweren sind die Beine gestreckt, nur die Zehen berühren den Boden. **C**

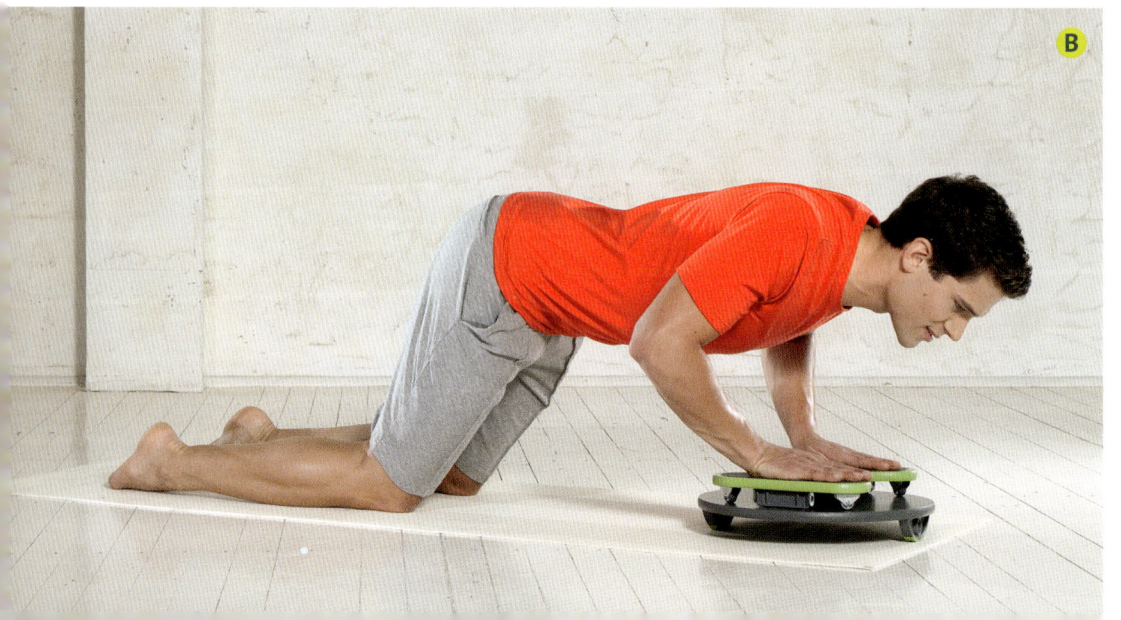

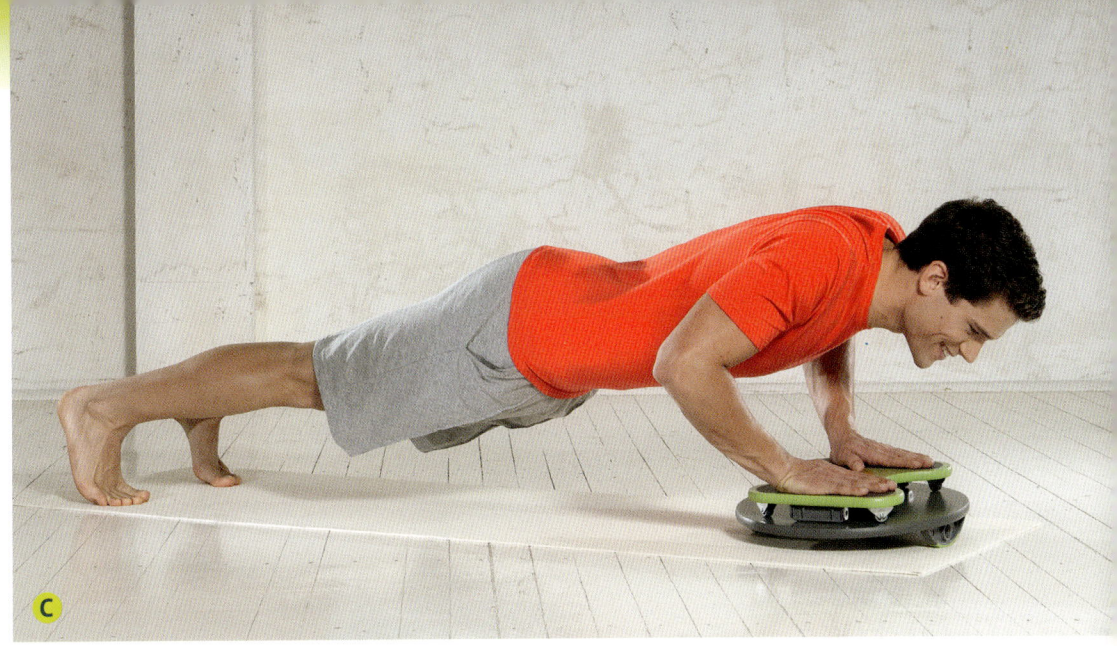

Eine besonders anspruchsvolle Alternative: Heben Sie auch noch ein Bein vom Boden und strecken Sie es in die Höhe.

Einarm-Liegestütz auf der Platte

Sie verschieben die Position Ihres Oberkörpers nun etwas zur Seite. Eine Hand liegt auf dem Boden, die andere im Zentrum der oberen Platte. Die Bremsen der Disc bleiben angezogen. Nun bewegen Sie auch in dieser Position Ihren Körper wieder 10-mal auf und ab. **D**

Es kostet ordentlich Kraft, die Platte dabei in der Balance zu halten, und die Übung zwingt zur Konzentration.

Lassen Sie sich ruhig Zeit beim Pumpen, solange die Platte in der Waagerechten bleibt, machen Sie alles richtig.

Dann wechseln Sie die Position, damit beide Arme gleich gefordert werden. Absolvieren Sie wieder 10 Liegestütze.

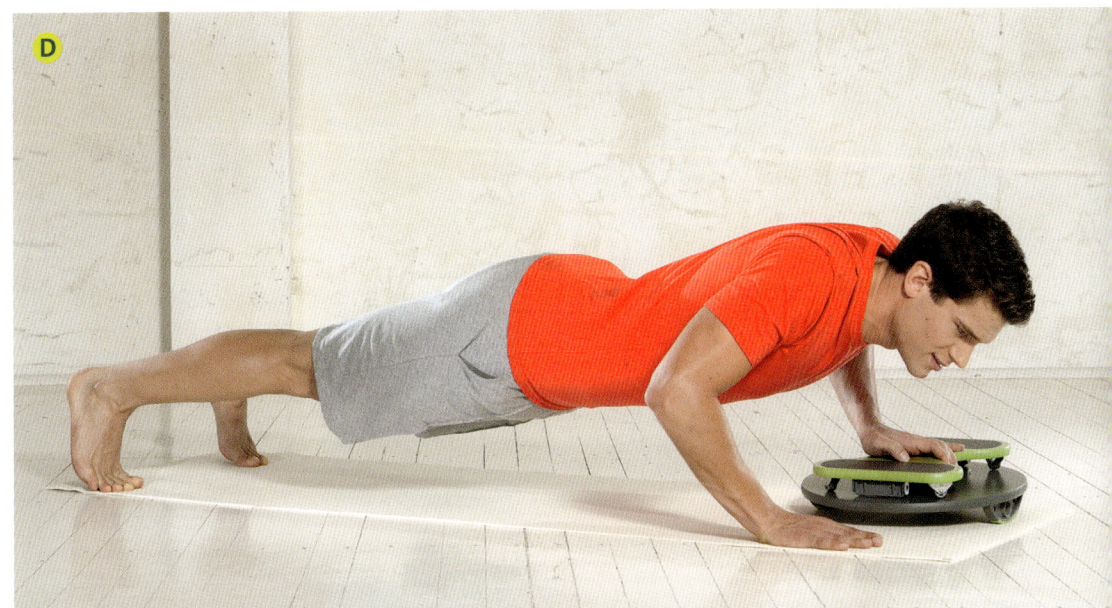

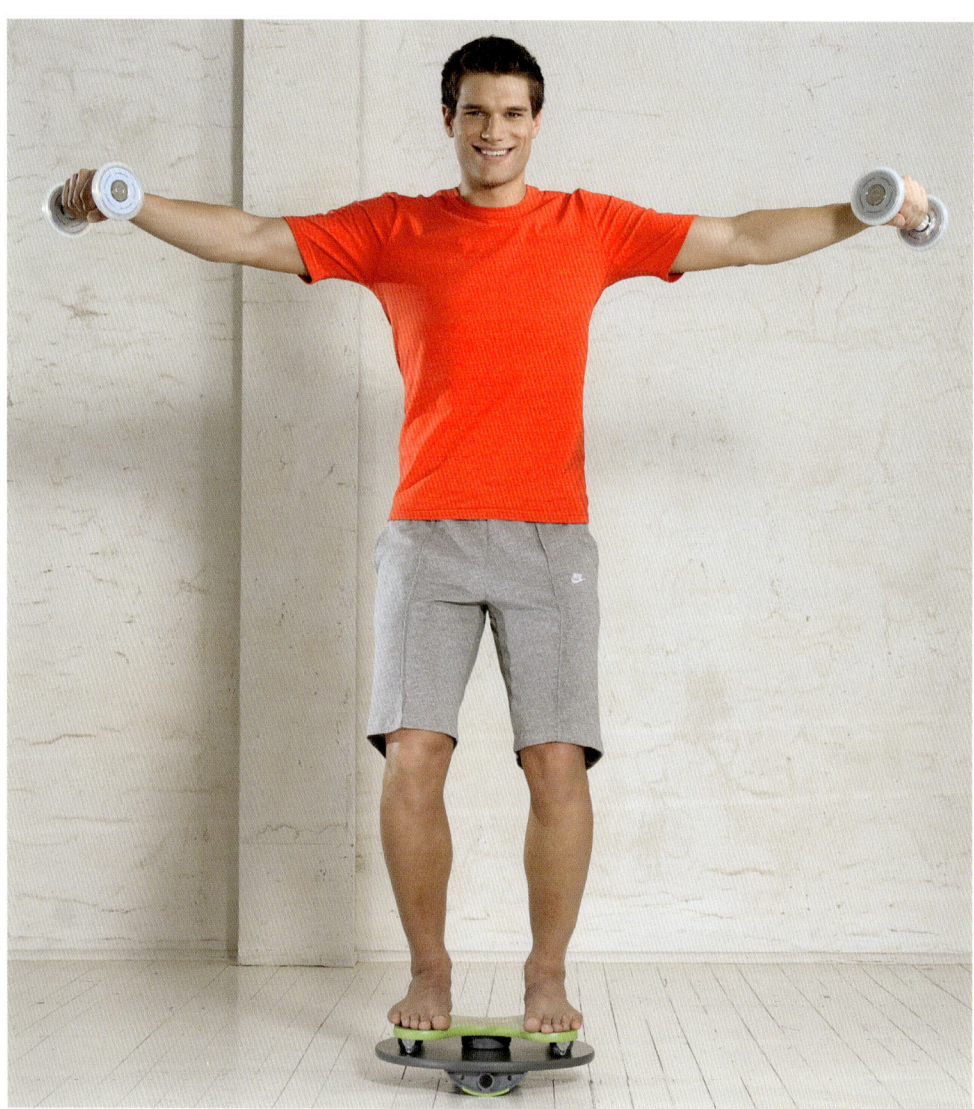

Beine stabilisieren und Seitheben

Sie stellen sich auf die Platte mit leicht gebeugten Knien, wie Sie es bereits kennen,
und halten die Kurzhanteln mit ebenfalls
leicht gebeugten Armen neben dem Körper. Dann strecken Sie die Arme zu den Seiten aus, bringen sie bis in die Horizontale
und lassen Sie wieder zurück, das machen
Sie 10-mal, und die Platte bleibt dabei in
der Balance.

Beine stabilisieren und Bizeps-Curls

Sie nehmen die gleiche Position ein wie in der Übung links. Sie halten in jeder Hand eine Hantel, die Arme sind gestreckt neben dem Körper.
Jetzt heben Sie die Unterarme abwechselnd an, bis die Hanteln auf Höhe der Brust sind, dann senken Sie die Gewichte langsam wieder. Bleiben Sie auf der Platte im Gleichgewicht.
Wiederholen Sie die Bizeps-Curls 10-mal.

Beine stabilisieren und Trizepsdrücken

Gehen Sie in die gleiche Position wie bei den beiden Übungen zuvor. Sie halten eine Hantel mit beiden Händen vor der Brust.
Heben Sie die Hantel über den Kopf, die Finger liegen unter der oberen Scheibe.
Nun senken Sie das Gewicht in den Nacken. Die Oberarme bleiben senkrecht. Nur die Unterarme bewegen sich 10-mal auf und ab.

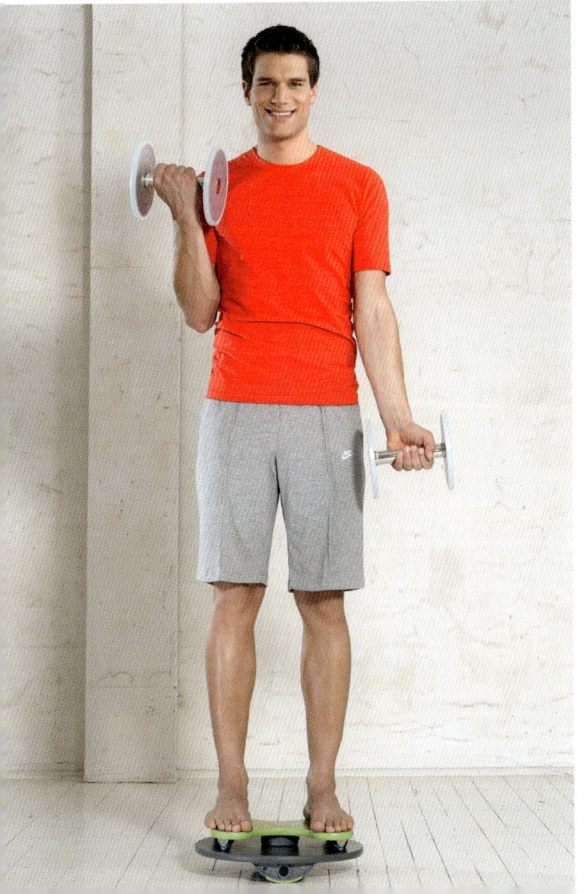

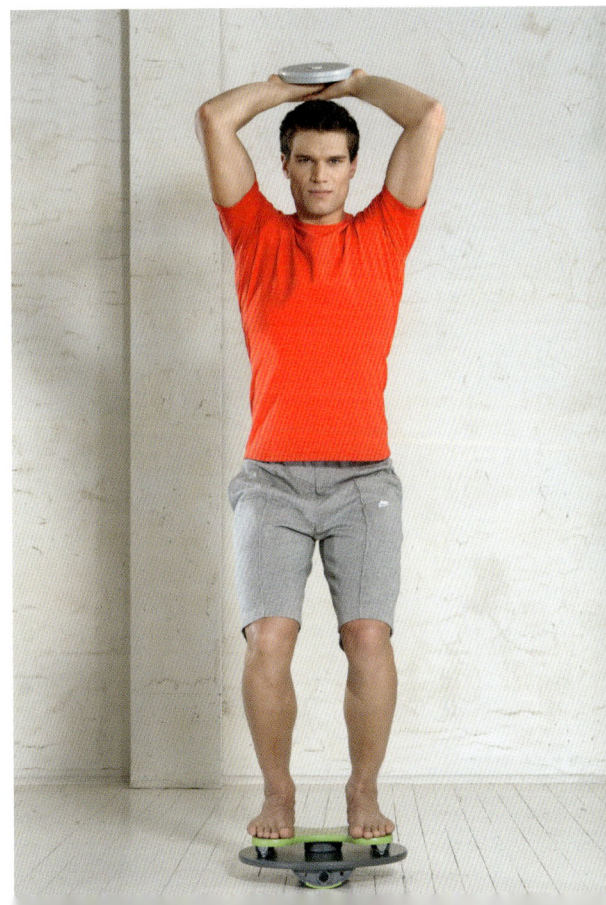

Workout 6
Rücken komplett trainiert

Natürlich haben wir für den Rücken auch ein spezielles Programm entwickelt. Klar, denn Schmerzen im Rücken bereiten den Menschen nach wie vor die meisten Beschwerden, da sie durch ständiges Sitzen ohne einen körperlichen Ausgleich fast zwingend entstehen! Auch den Medizinern beschert dieser Zustand viel Kopfzerbrechen, weil sie in fast 80 Prozent der Fälle keine klare Diagnose stellen können.

Wenn Sie die Übungen dieses Workouts regelmäßig absolvieren, stärken Sie damit die komplette Muskulatur des Rückens symmetrisch. Unabhängig davon kann es immer vorkommen, dass der Rücken einmal weh tut, selbst wenn Sie sich ausreichend und richtig bewegen. Doch sollten die Symptome dann auch innerhalb von zwei Tagen wieder verschwinden.

Rücken und Bauch als Muskelkorsett

Die acht Übungen trainieren den kompletten Rücken, und zwar von unten nach oben, denn die meisten Probleme tauchen in der Lendenwirbelsäule auf, weil die Muskulatur des unteren Teils des Rückenstreckers einerseits verkürzt ist und andererseits zu schwach. Verkürzt heißt, dass der Rücken ins Hohlkreuz kippt, was aus einer zu schwachen Bauchmuskulatur resultiert. Der untere Rücken kontrahiert zwar, wenn er sich im Hohlkreuz befindet, doch wird diese permanente Kontraktion durch keine Dehnung aufgelöst und entspannt. Irgendwann kommt der Muskel aus der Dauerstauchung nicht mehr heraus, die Sauerstoffversorgung wird schlechter, der normale Muskeltonus bleibt auf der Strecke, und die verspannten Fasern beginnen zu schmerzen.

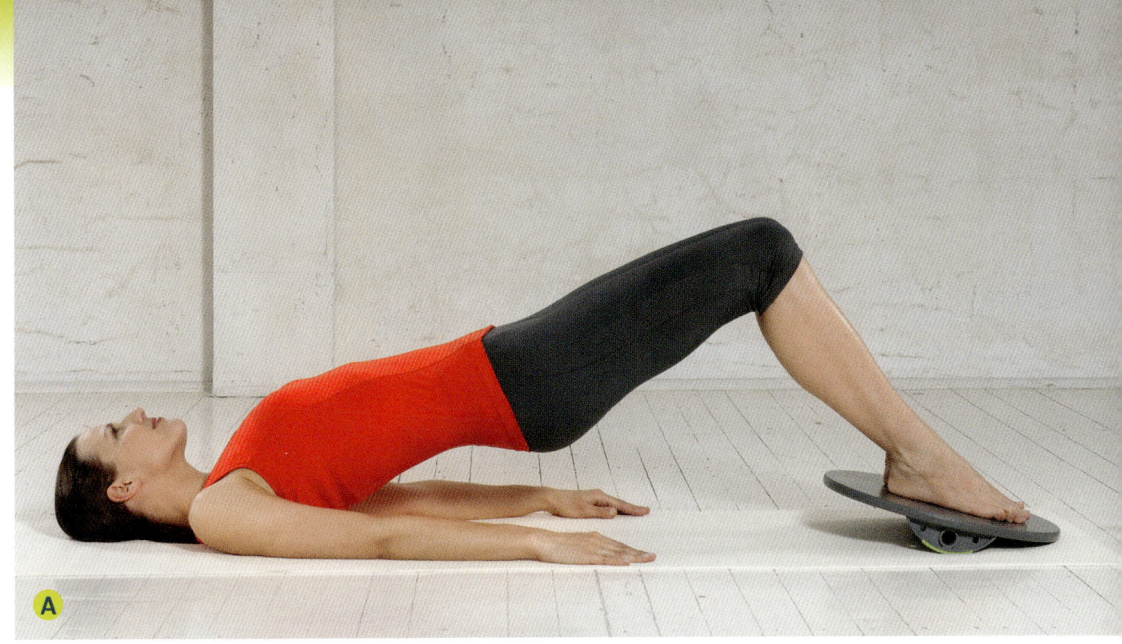

A

Rumpfstabilisation mit Beckenheben, Beinstrecken und Wippen vorwärts

Sie platzieren die einfache Platte wieder so, dass die Kufen links und rechts sind. Dann setzen Sie sich hinter die Platte, stel-len beide Füße auf die Mitte der Disc und legen sich auf den Rücken.

Nun heben Sie das Becken an und halten es 10 Sekunden lang in der Schwebe, während die Füße die Platte vor A und zurück B kippen.

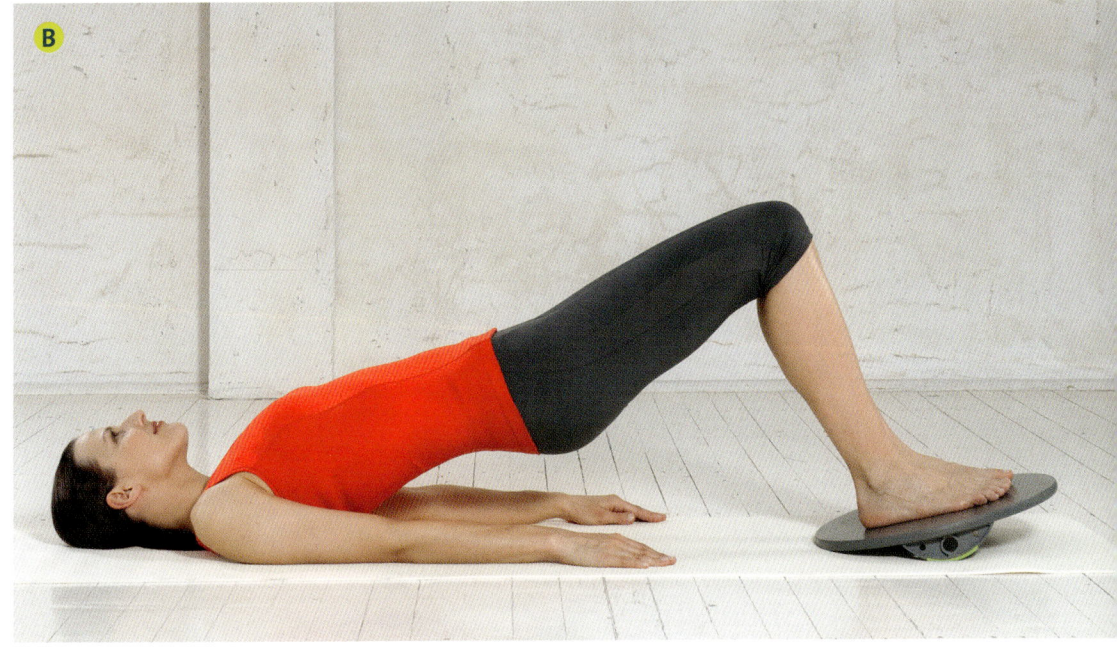

B

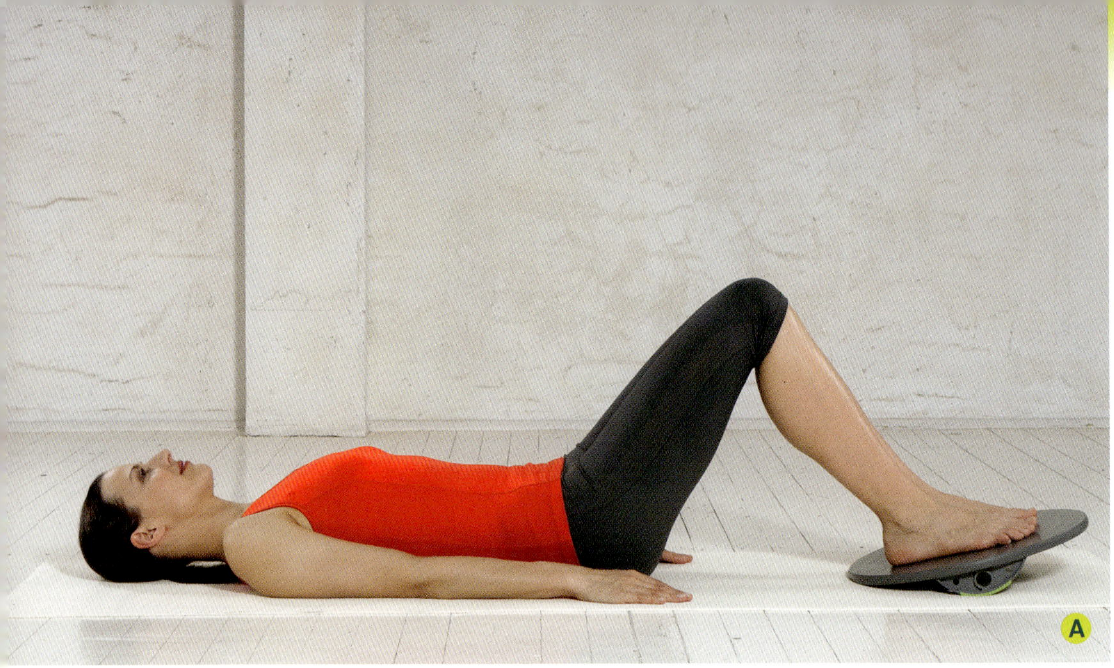

A

Rumpfstabilisation mit statischem und dynamischem Beckenheben

Diese Übung ist noch ein wenig komplexer als die auf der vorigen Seite beschriebene: Sie nehmen dieselbe Ausgangsposition ein. In Rückenlage wippen die Füße erst auf der Platte vor und zurück, 10-mal zu jeder Seite. **A**

Dann bringen Sie die Platte wieder in Balance und heben das Becken, stabilisieren

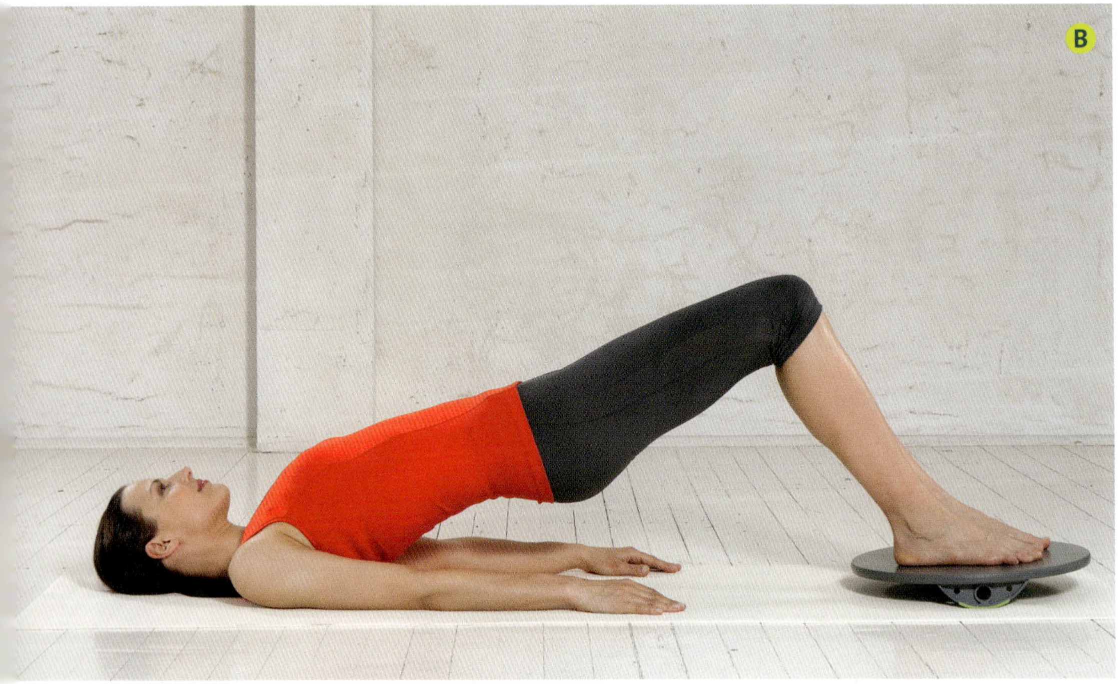

B

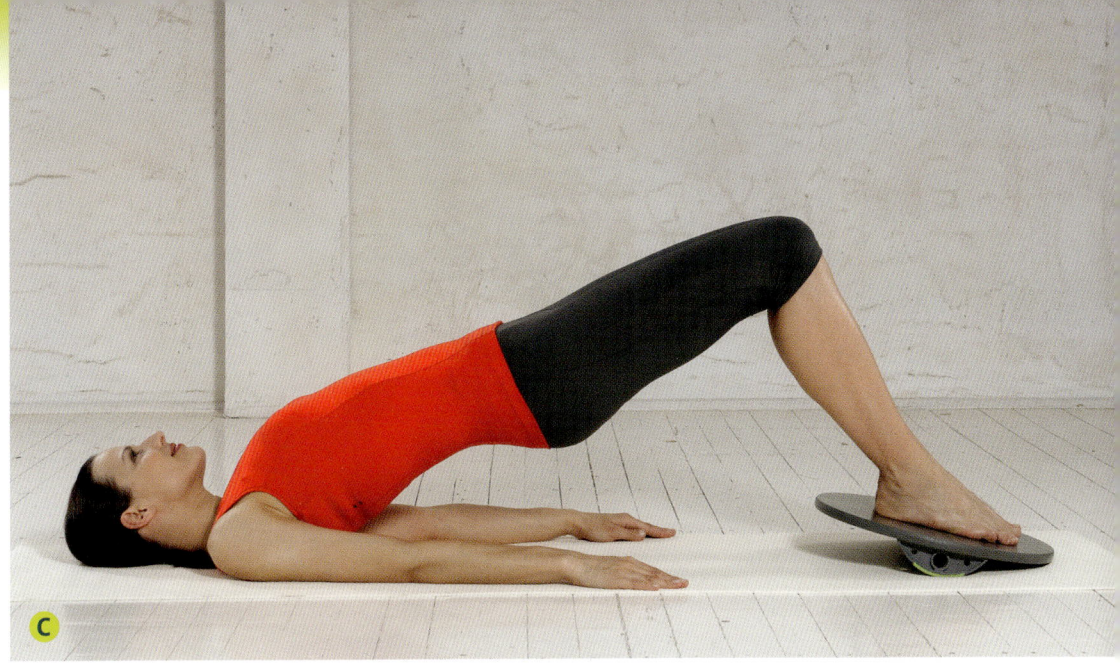

für 10 Sekunden **B** und gehen zurück in die Rückenlage.
Anschließend richten Sie das Becken wieder auf und kippen die Platte nach vorn. **C** Halten Sie die Position für 10 Se-

kunden und gehen Sie dann wieder in die Rückenlage. Kurz ausruhen.
Dann zum letzten Mal das Becken heben und diesmal Füße samt Brett nach hinten kippen. **D**

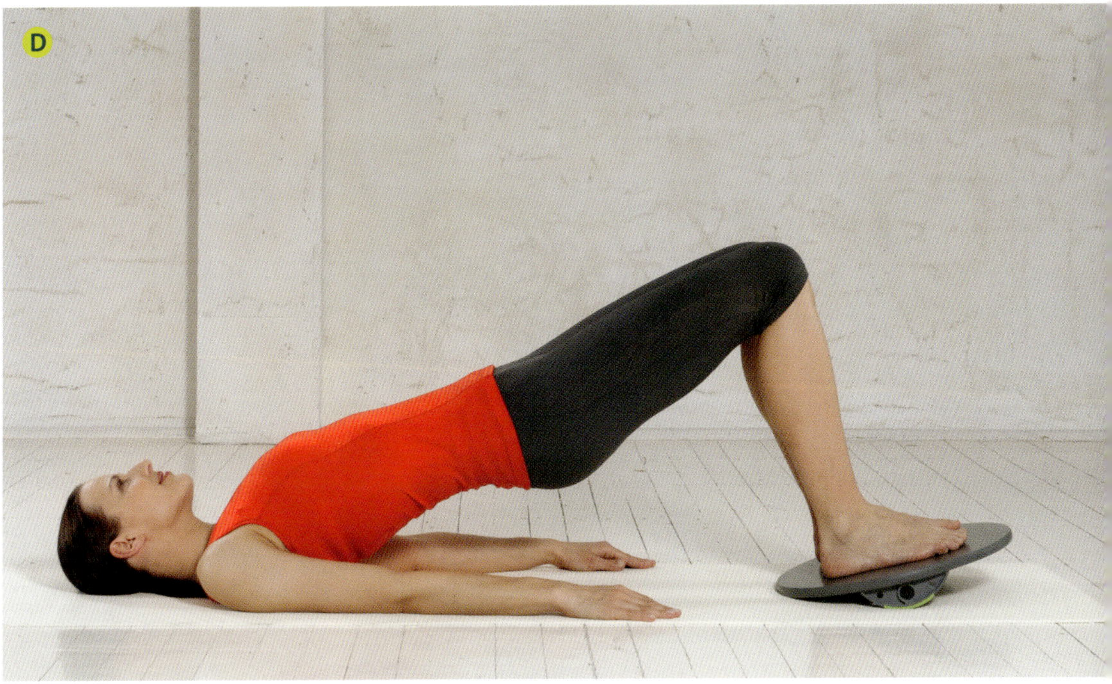

Das Mittel gegen Rückenschmerzen heißt Bewegung, und je früher Sie dies verinnerlichen, desto größer ist die Wahrscheinlichkeit, davon verschont zu bleiben – unter zwei Bedingungen: Ihre Rückenschmerzen sind nicht psychisch bedingt, und Sie üben keine Tätigkeit aus, die den Rücken zu stark und einseitig belastet.

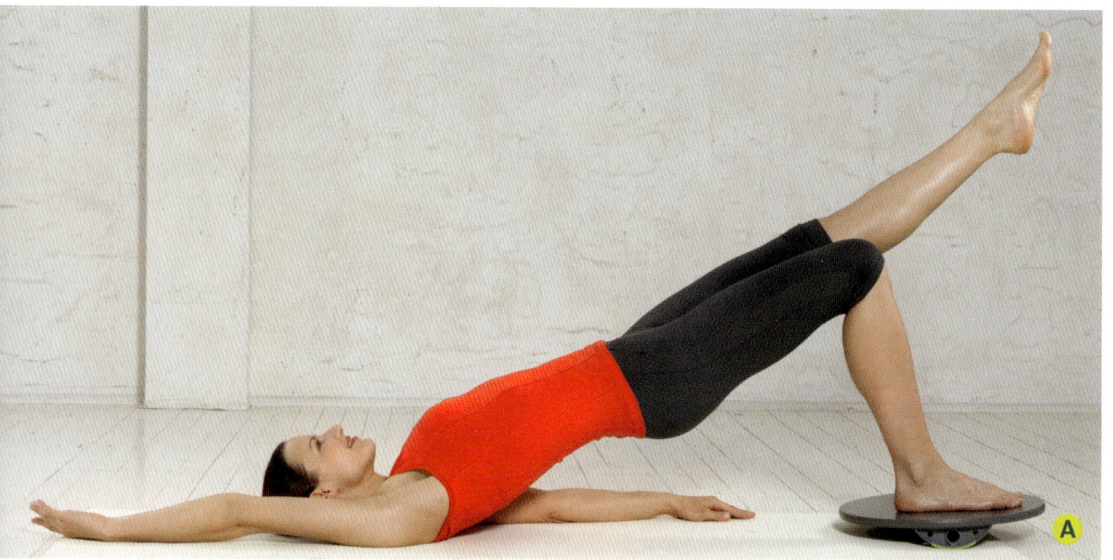

Rumpfstabilisation und Armkoordination/Kreuzkoordination

Sie bleiben in Rückenlage, bringen das Brett mit den Füßen wieder in die Balance und üben jetzt die Kreuzkoordination.

Sie heben das Becken, dann strecken Sie den linken Fuß aus und drehen gleichzeitig den rechten Arm nach hinten. **A** Dasselbe nun seitenverkehrt. **B** Diesen Wechsel wiederholen Sie 10-mal.

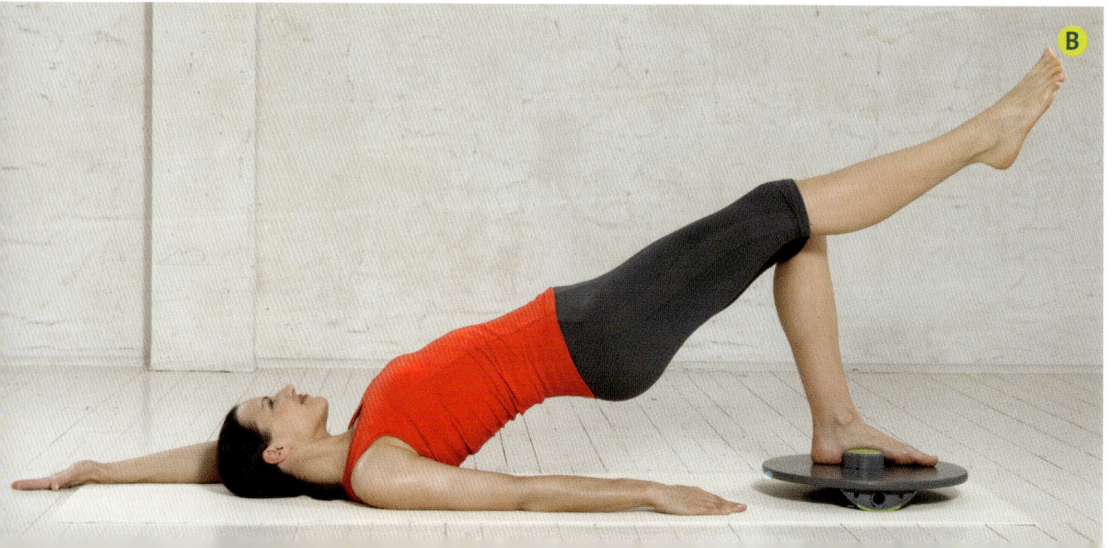

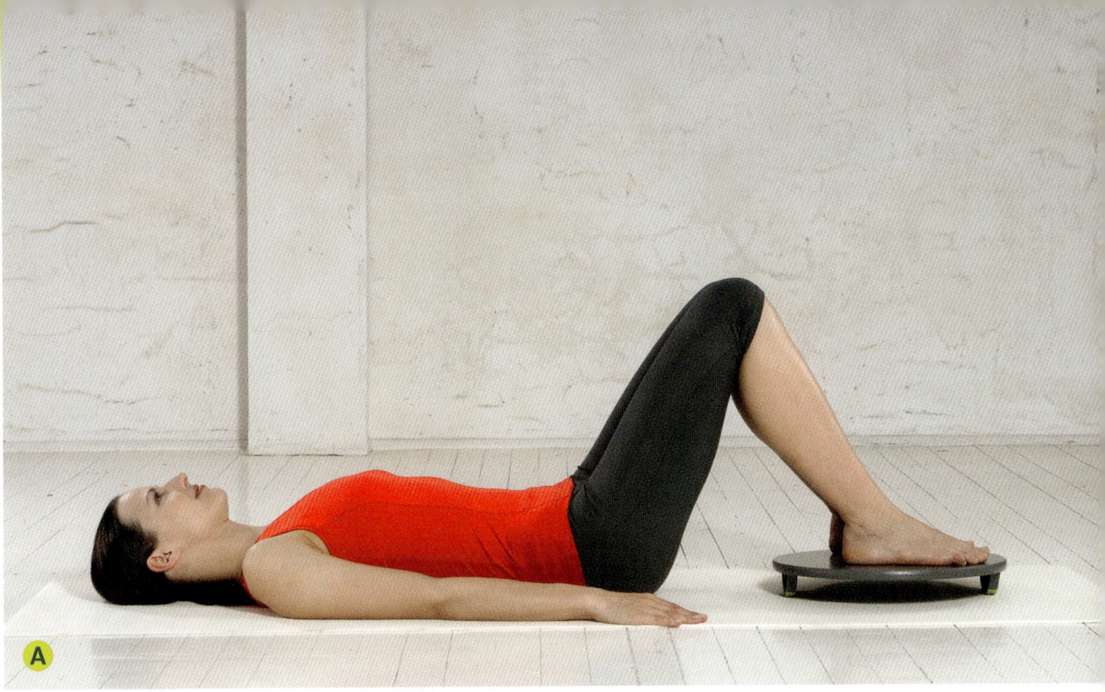

(A)

Rumpfmobilisation und Beckenheben

Die Kufen der Platte stehen vorn und hinten, die Ausgangsposition bleibt gleich. **(A)**

Sie halten die Platte in der Schwebe und bewegen das Becken 10-mal auf und ab. **(B)** Es folgen eine kleine Pause und weitere 10 Wiederholungen.

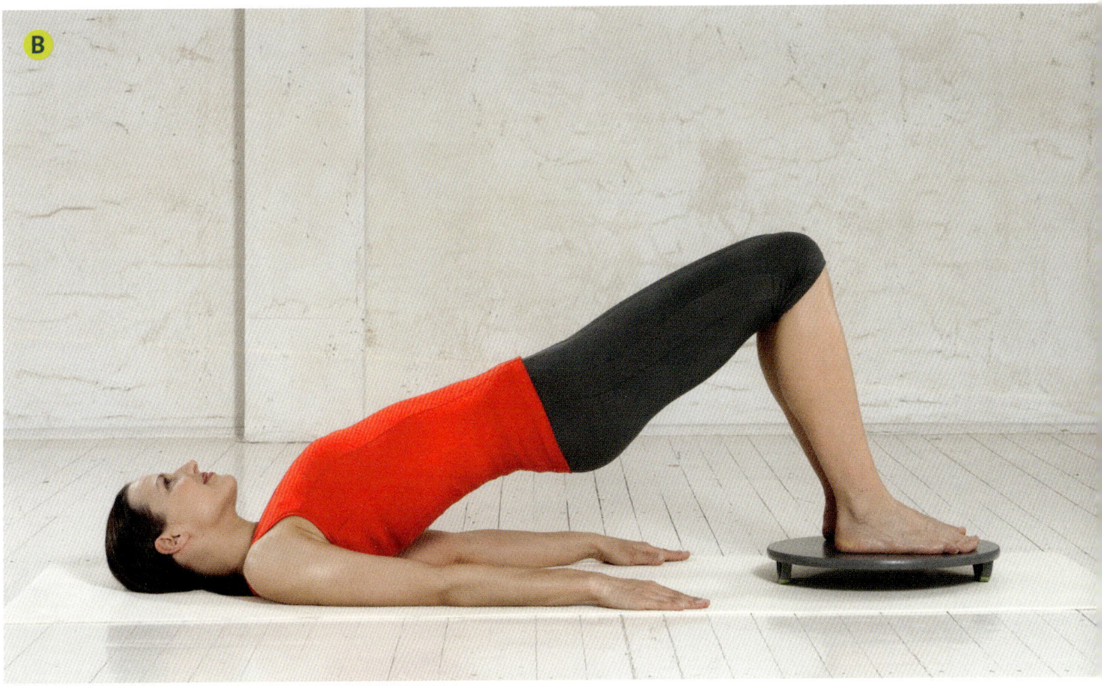

(B)

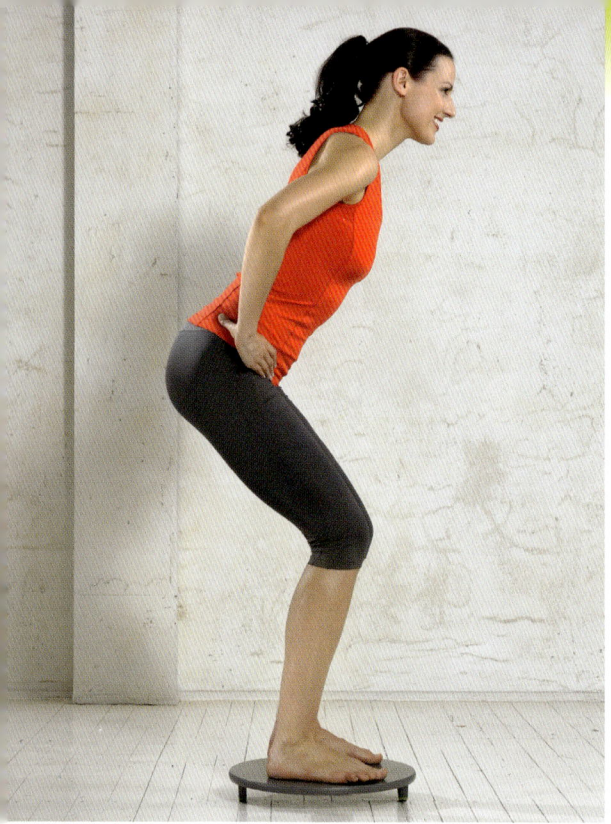 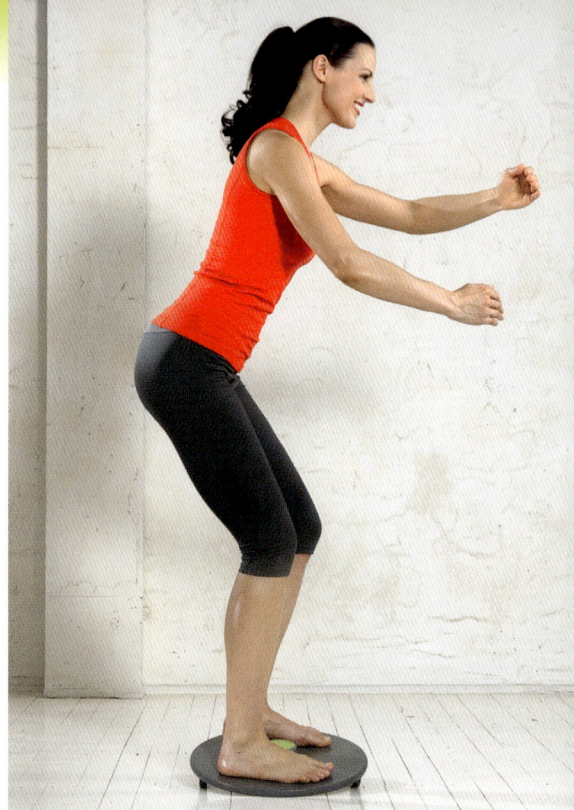

Kniebeuge beidbeinig zur Stabilisation

Sie halten die Platte abermals im Gleichgewicht, doch diesmal geht's dynamisch weiter: Sie machen eine leichte Kniebeuge und bleiben dabei in der Balance. Gehen Sie anfangs nicht zu tief herunter. Durch den engen Stand der Füße können Sie Ihre Position nämlich kaum verändern und sind deshalb gezwungen, das Gewicht so auszutarieren.

Senken Sie den Körper langsam ab und richten sich dann ebenso langsam wieder auf. Atmen Sie dabei 10-mal tief ein und aus.

Side Wipp und Holzhacken

Die Kufen der Platte sind vor und hinter Ihnen, Sie wippen wie im Side Wipp im Takt nach links und rechts und bewegen die Arme vor der Brust schnell auf und ab. Dabei können Sie stetig das Tempo verändern, machen Sie in 30 Sekunden so viele Bewegungen wie möglich.

Das funktioniert auch mit Front Wipp: Dabei sind die Kufen der Disc links und rechts von Ihnen, Sie wippen vor und zurück und üben sich weiter im Holzhacken. Wieder für 30 Sekunden und abermals mit so vielen Wiederholungen wie möglich.

Holzhacken – die Übung für eine fitte Wirbelsäule

Diese Übung aktiviert die tiefliegende Rückenmuskulatur, und zwar wahlweise bei statischer oder dynamischer Arbeit. Die tiefliegende Rückenmuskulatur soll Wirbelgelenke, Rippen und Wirbel elastisch miteinander verbinden. Fehlt die Elastizität, können die Bandscheiben am oberen und unteren Ende der Wirbelsäule leichter verrutschen, und die mittlere Partie der Brustwirbelsäule neigt zum Versteifen.

Kampf dem Rundrücken!

Oft hat die Brustwirbelsäule mit einer zu schwachen Rückenmuskulatur zu kämpfen. Eine typische Ausprägung dieser Schwäche ist der Rundrücken: Die Schultern fallen nach vorn und die Brust fällt ein, auf Dauer auch zu einer Verkürzung der Muskulatur führt. Gegen diesen Zustand helfen die Reversflys. Wenn Sie sich an diese Übung gewöhnt haben, können Sie leichte Hanteln dabei einsetzen. Aber wirklich nur leichte, denn die Übung ist schwer oder anders ausgedrückt, die Muskeln sind ziemlich schwach, wenn das Training fehlt.

Stabilisieren und Reversflys

Sie stellen sich auf den Doppeldecker, die Kufen sind rechts und links, die Bremsen fixiert. Halten Sie die Balance im Stand mit leicht gebeugten Knien. Beugen Sie sich nun vor, kippen den Oberkörper so weit wie möglich in die Horizontale, den Po strecken Sie dabei nach hinten. **A** Jetzt heben Sie die angewinkelten Arme seitlich in die Höhe, **B** dabei konzentrieren Sie sich bewusst auf die Muskulatur des oberen Rückens, die diesen Zug ermöglicht. Halten sie die Position für 3 Sekunden, führen Sie die Arme danach wieder vor der Brust zusammen, und wiederholen Sie die Position des Adlers 10-mal.

Üben Sie anfangs ohne Gewichte, später können Sie leichte Hanteln dazu nehmen.

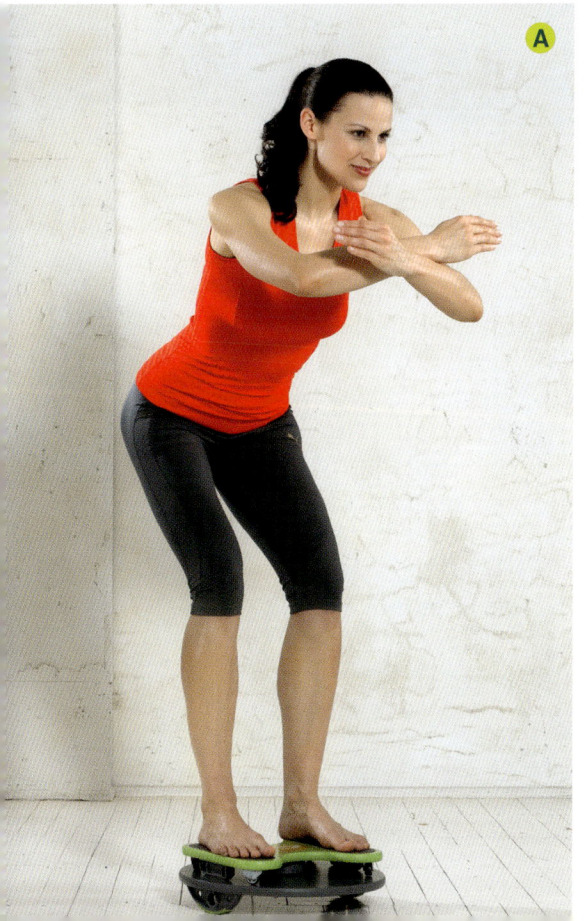

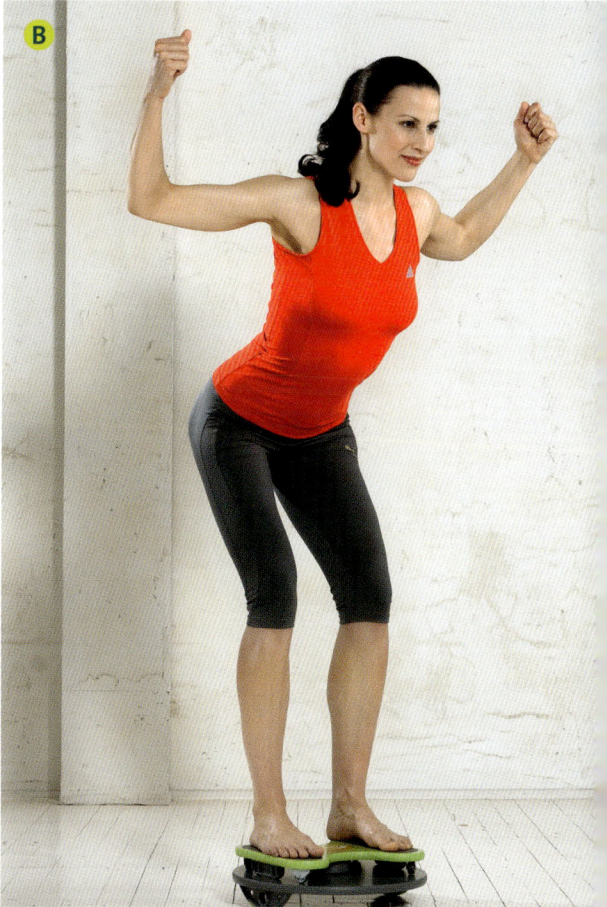

Seien Sie kreativ!

Was Sie noch alles auf der Platte aufführen und sich an neuen Übungen ausdenken – Ihnen sind dabei keine Grenzen gesetzt. Wichtig ist nur, dass Sie wirklich jeden Tag ein wenig üben, gleich nach dem Aufstehen ein paar Minuten beim Zähneputzen oder beim Kaffeetrinken. Die besten Vorsätze scheitern an dem Punkt, dass der Aufwand zu groß, das Wetter zu schlecht, die Zeit zu knapp oder die Lust zu klein ist... Doch unser Training ist anders, Sie müssen bloß einen kleinen Schritt machen, der dann ein großer in Richtung Fitness und Gesundheit ist.

Workout 7
Fit im Büro & zu Hause

Da Sie wahrscheinlich die meiste Zeit der Woche am Arbeitsplatz verbringen, sollten Sie auch dort etwas für die Gesundheit tun, und Koordinationstraining bietet sich dazu perfekt an. Sie müssen sich nicht umziehen, brauchen keine Musik zur Stimulation, und der Übergang vom Job ins Training ist nur der Schritt auf die Platte. Wobei der Job weiterläuft, wenn Sie sich zum Beispiel auf die Platte stellen und den Körper stabilisieren. Telefonieren Sie dabei ruhig im Stehen; so klingt Ihre Stimme besser, Sie können tiefer atmen, und die Balance üben Sie ebenfalls.

Koordinationstraining im Alltag

Sie haben sicher durchschaut, worauf wir hinaus wollen: Wir wollen Sie begeistern für ein Leben auf der Platte und mit der Platte. Denn das Universalgerät lässt sich mühelos überall zwischenschalten, es verwandelt den vermeintlich festen Halt eben nur in einen labilen. Theoretisch können Sie auch Koordinationsübungen ganz ohne Geräte machen (siehe ab Seite 109). Doch fast genauso wichtig wie die Platte ist das psychologische Signal, wenn Sie für einen Moment den Alltag verlassen und die Platte betreten. Denn dann müssen Sie sich konzentrieren auf die Bewegung und können das schon Verinnerlichte noch bereichern um weitere Techniken.

Wenn Sie im Büro auch den Geist anregen wollen, dann machen Sie zur Beinarbeit noch ein paar Fingerspiele, wie den Daumenlauf (siehe ab Seite 102). Beginnen Sie mit der Übung im stabilen Stand, später können Sie auch Wippen oder Kippen. Die Daumen berühren dabei kurz die anderen Finger: Zeigefinger, Mittelfinger, Ringfinger, kleinen Finger – und retour. So eine simple Übung aktiviert das Gehirn, weil den Händen ein überproportional großes Areal im Gehirn eingeräumt ist, und es wäre doch ein Jammer, das reservierte Potential nicht zu nutzen. Sobald die Finger die Übung beherrschen, lässt die Aktivität im Gehirn wieder nach, weil die einst neue Aufgabe mittlerweile verinnerlicht ist.

Der nächste Schritt: Der linke Daumen startet mit dem Zeigefinger, und der rechte Daumen beginnt am kleinen Finger; die Daumen laufen gegeneinander, und das fordert die Feinmotorik. Diese Büroübungen können Sie natürlich auch alle zu Hause machen. Stellen Sie dazu die Platte mitten ins Wohnzimmer oder in die Küche, und zum Telefonieren, Trinken und Entspannen klettern Sie darauf. Noch ein wichtiges Training können Sie mit der Platte super kombinieren: das Beckenboden-

Training. Denn auch diese Muskulatur erschlafft, wenn Sie nicht trainiert wird, das gilt für Frauen wie für Männer gleichermaßen. Und es ist wieder egal, ob Sie die Übung im stabilen Modus absolvieren oder im mobilen, solange Sie die Muskulatur des Beckenbodens im Wechsel anspannen und wieder entspannen.

Wie die Luft zum Atmen …

Die Atmung ist wohl eine der wichtigsten Funktionen im Leben, und doch bleibt ihr oft die Luft weg, weil sie davon zu wenig bekommt. Wir atmen flach und geben den Bronchien nur selten das, was sie brauchen: ausreichend Sauerstoff. Das ist ein Dilemma, doch ein zweiter Aspekt ist fast noch gravierender: wenn verbrauchte Luft in der Lunge bleibt, weil sie nicht komplett ausgeatmet wird. Der Gasaustausch funktioniert zwar über Reflexe, doch müssen wir ein wenig nachhelfen, wenn's richtig gut sein soll. Und die gute Atmung beginnt im Bauch.

Wenn Sie auf der Platte stehen und stabilisieren, atmen Sie tief in den Bauch, der darf dann ruhig rund werden wie ein Ballon. Sobald Sie das Maximum erreicht haben, dann atmen Sie genauso tief wieder aus, und dafür ziehen Sie den Bauch ganz weit ein, der Bauchnabel verschwindet unter den Rippen und kommt der Wirbelsäule sehr nah. Jetzt, wo keine Luft mehr in der Lunge ist, halten Sie den Atem für ein paar Sekunden an und wippen hin und her. Dann verharren Sie in aufrechter Position – und atmen wieder ein.

Doppelter Nutzen

Eine Übung in diesem Workout ist es, auf der Platte Wasser zu trinken. Täglich sollten Sie ja rund zwei Liter trinken, und vielen fällt es schwer, diese kleine Regel einzuhalten. Unser Tipp: Sie holen sich jede Stunde ein Glas Wasser und nur ein Glas, damit Sie auch regelmäßig gehen. Mit dem Glas betreten Sie die Platte und trinken es aus. Ob Sie sich dabei stabilisieren oder mobilisieren, hängt ab von der Geräuschtoleranz der Kollegen, aber die Hauptsache ist, dass Sie dort oben stehen und trinken und die Muskeln spüren. Und machen Sie sich keine Gedanken, was wohl die Kollegen sagen. Vielleicht schauen sie anfangs etwas verdutzt und veralbern Ihr Training, doch die Neugier wird siegen und vielleicht sogar die Vernunft. Denn laut Gesundheitsstatistik ist ja jenseits der 30 so gut wie niemand mehr frei von Schmerz, wenn es um den Rücken geht. Oder die Knie. Oder den Nacken.

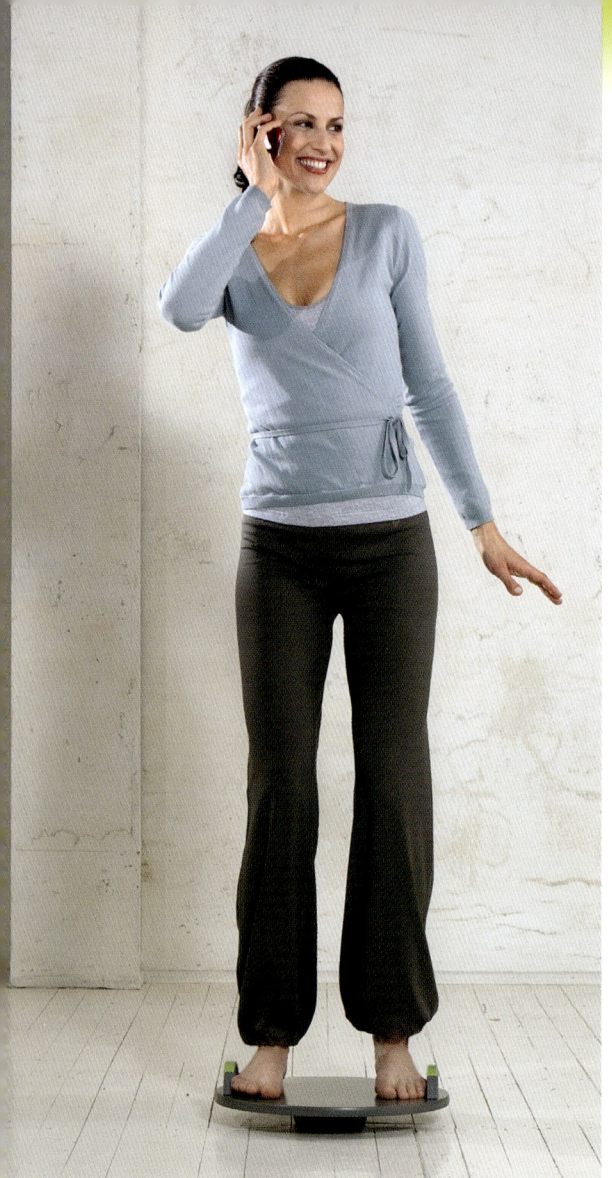

Stabilisation und Daumenlauf I

Sie nehmen die klassische Position des Stabilisierens ein. Die Arme halten Sie angewinkelt vor den Körper, die Handflächen sind einander zugewandt, die Finger zeigen zu Ihnen.

Mit beiden Daumen zugleich tippen Sie die Kuppen der nächsten Finger an: Zeige-, Mittel, Ring- und kleiner Finger und danach einfach wieder retour. Das sind pro Lauf immer drei Kontakte, Sie können mitzählen und schneller werden.

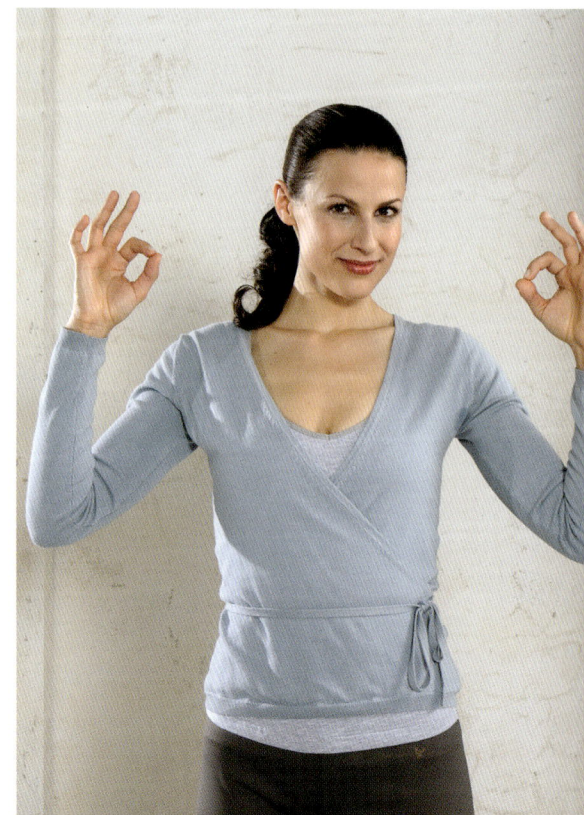

Stabilisation beim Telefonieren und Trinken

Beleben Sie den Alltag mit kleinen, gezielten Bewegungen! Das Mini-Workout zwischendurch funktioniert am besten bei der täglichen Routine: beim Trinken, Telefonieren oder Zähneputzen. Stehen Sie anfangs locker auf der Platte, und halten Sie das Gleichgewicht, mit ein wenig Übung können Sie dann auch auf der Disc wippen oder kreisen.

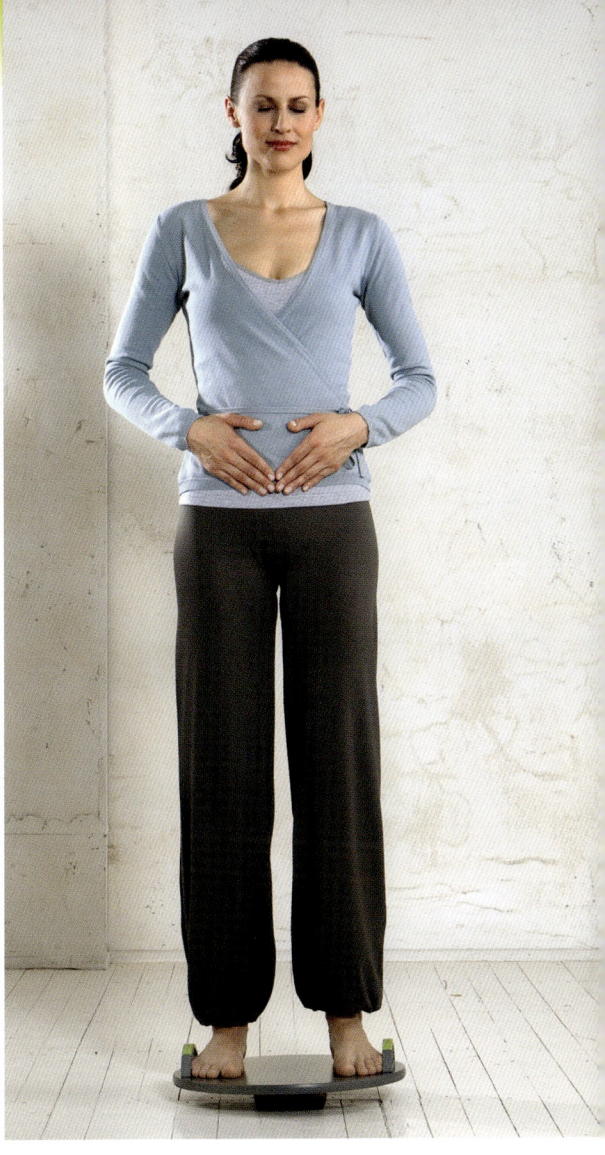

Stabilisation und Daumenlauf II

Dies ist praktisch die gleiche Übung wie zuvor, nur diesmal kreuzen Sie zusätzlich noch die Arme vor der Brust.

Während der Daumen der rechten Hand auf der linken Seite mit dem kleinen Finger beginnt, startet der Daumen der linken Hand auf der rechten Seite mit dem Zeigefinger. Die Daumen laufen also gegeneinander, und das kann Sie anfangs schon ganz schön aus dem Gleichgewicht bringen.

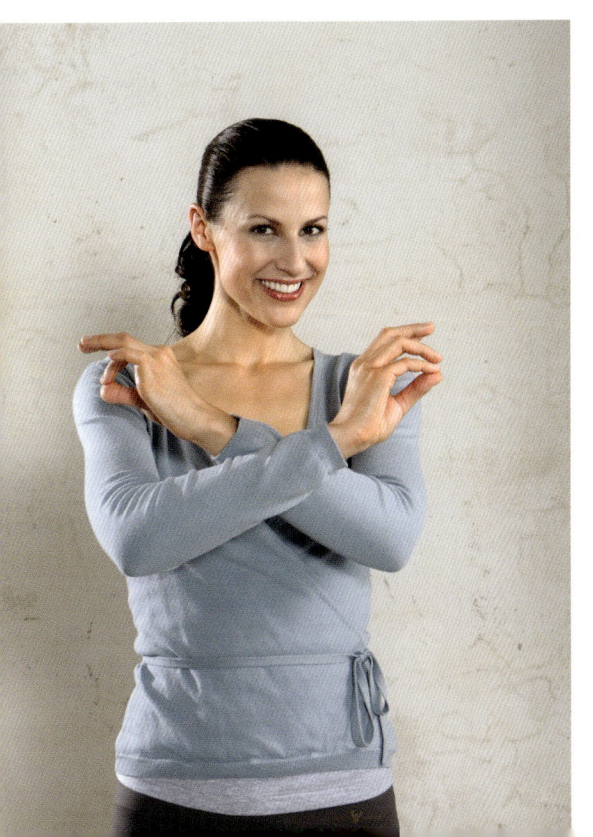

Stabilisation und bewusstes Atmen

Versuchen Sie es mal mit ganz bewusstem Atmen in der Lieblingsposition: Sie nehmen die gewohnte Haltung zum Stabilisieren ein. Legen Sie die Hände auf Ihren Bauch: Beim Einatmen sollen Sie spüren, wie dieser sich hebt.

Beim Ausatmen pressen Sie wirklich die ganze verbrauchte Luft heraus. Ziehen Sie dafür den Bauch so weit wie möglich ein. Dann den Atem für einen Moment anhalten und erst danach erneut Luft holen.

Das Programm mit der Sport Disc

So, nun hatten wir schon ein richtiges »Rundum-Programm«. Aber da gibt es ja noch eine grüne Platte, und die heißt Sport Disc. Wie der Name sagt, ist sie primär für Sportler gedacht. Ein paar Übungen damit wollen wir Ihnen natürlich nicht vorenthalten.

Wenn Sie in einem Fitnesscenter trainieren, sollten Sie unbedingt nach der Sport Disc Ausschau halten und möglichst oft mit ihr üben. Skifahren hin oder her, der höhere Stand hat seinen Reiz, und den spüren die Rezeptoren in den Bändern, Sehnen und Muskeln rund um die Gelenke sofort. Das Training beugt auch dem ewigen Umknicken vor, weil es ein besseres Standgefühl vermittelt und den Fuß wieder aufrichtet. Davon profitieren natürlich auch Läufer, und es ist völlig egal, wo Sie herumrennen, ob im Wald oder in der Halle, mit einem Ball am Fuß oder vor dem Schläger: Die Gelenke werden in ihrer Struktur gefestigt, und die Ökonomie des Laufens verbessert. Ökonomisches Laufen wiederum gewährleistet ausreichende Kraft-

ausdauer in den Muskeln, die bei Belastung langsamer ermüden. Das schützt vor Schmerzen, denn die meisten Sportverletzungen ohne Fremdeinwirkung geschehen erst gegen Ende des Wettkampfes oder der Trainingseinheit, wenn die Konzentration nachlässt und die Energiereserven erschöpft sind. Dem beugt das Training vor, und Sie können immer sicher auftreten.

Tipps für Läufer und andere Freizeitsportler

Denken Sie beim Laufen immer auch an die Wahl des richtigen Schuhs, der diesen Effekt unterstützt. Sie trainieren ja auf der Platte ohnehin am besten barfuß, damit

Die Herausforderung für alle, die mehr wollen!

Die Sport Disc ist die Erweiterung der Trim Disc und damit das Highend-Produkt der Linie. Ein »Must-Have« für ambitionierte Sportler, aber kein Muss für Freizeit-Fitness-Freunde. Das Besondere an der Platte ist die dritte Ebene, in Form von zwei mobilen Fußbrettern. Wer darauf wackelt, gerät wirklich in Schräglage und sollte sich jederzeit gut im Griff haben. Die Platte ist ein ideales Trainingsgerät für Skifahrer, sie wurde auch primär für die Bedürfnisse der Pisten-Rocker entwickelt, und wer mehr Gefühl für den Schiefstand erleben möchte, kann hier »volle Kanne« trainieren. Ein Aufbautraining darauf vor der Saison ist ebenso sinnvoll wie intensives Treppensteigen zur Gewöhnung an die einseitigen Belastungen des Skisports. Allerdings bleibt es ja meist nur bei den guten Vorsätzen.

die kleinen Fußmuskeln möglichst stark trainiert werden. Dann brauchen Sie keinen Laufschuh mehr, der über die Maßen stabilisiert. Die Dämpfung des Schuhs sollte ebenfalls moderat sein, denn ein zu weiches Auftreten neutralisiert wieder die Wirkung des Trainings, weil der Fuß schlicht nichts spürt und den Kontakt mit dem Boden verliert, der wichtige Informationen liefert.

Side Wipp: hin und her

Die Kufen der Platte sind vor und hinter Ihnen. Sie stehen mit geradem Rücken und leicht gebeugten Knien auf der Disc und verlagern das Körpergewicht nach links, bis die Platte den Boden berührt. **A** Dann verlagern Sie den Schwerpunkt leicht nach rechts und kontakten auf der anderen Seite. **B** Kippen Sie 10-mal nach links und 10-mal nach rechts.

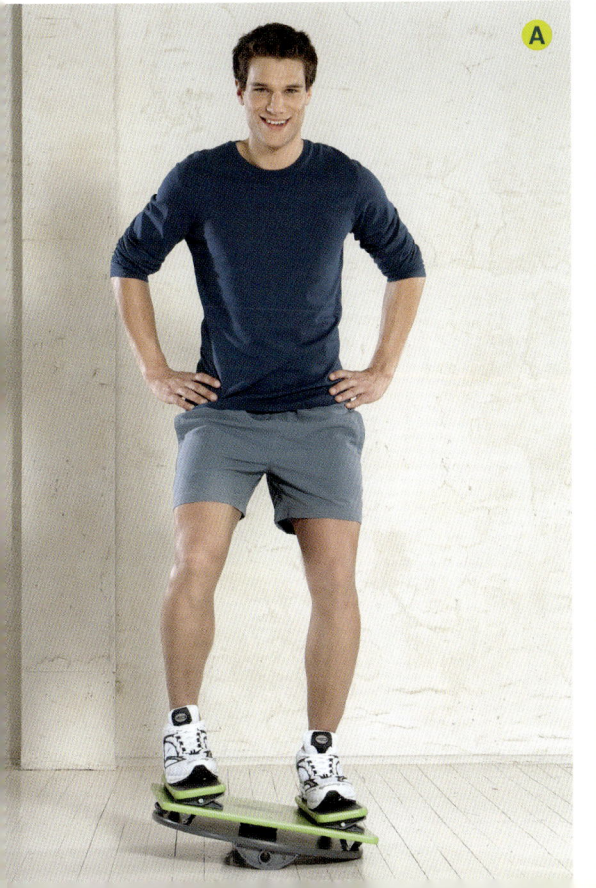
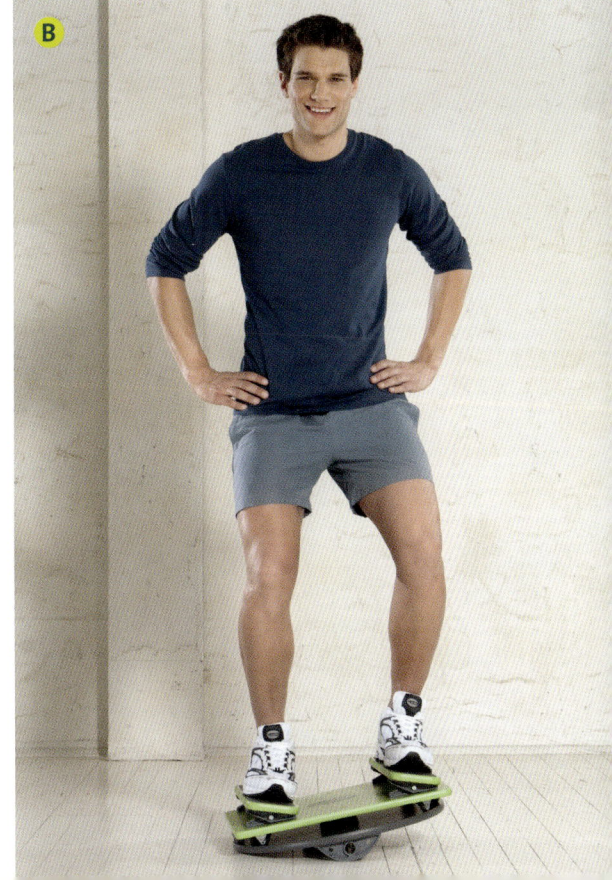

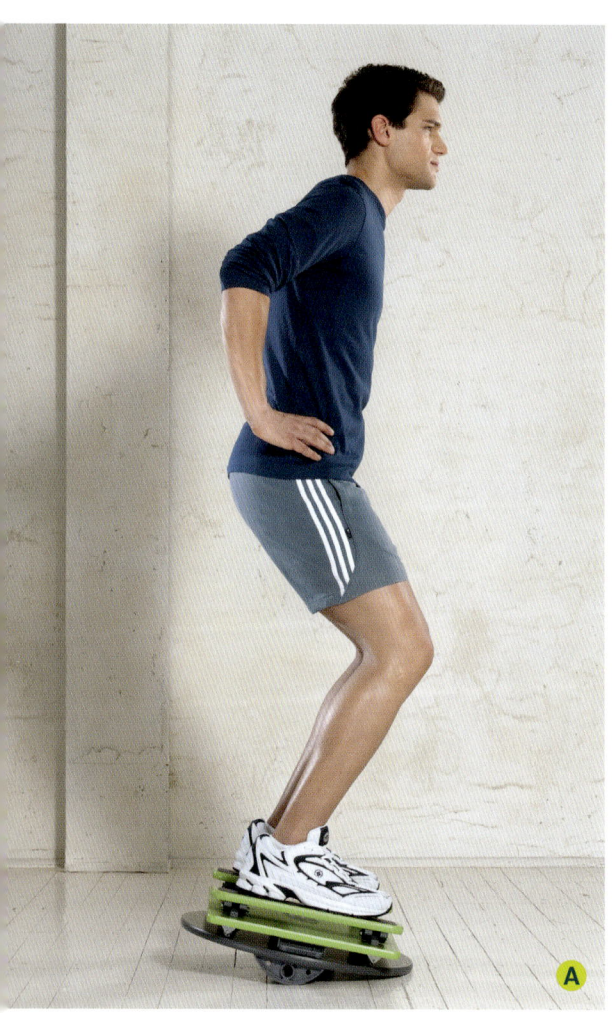

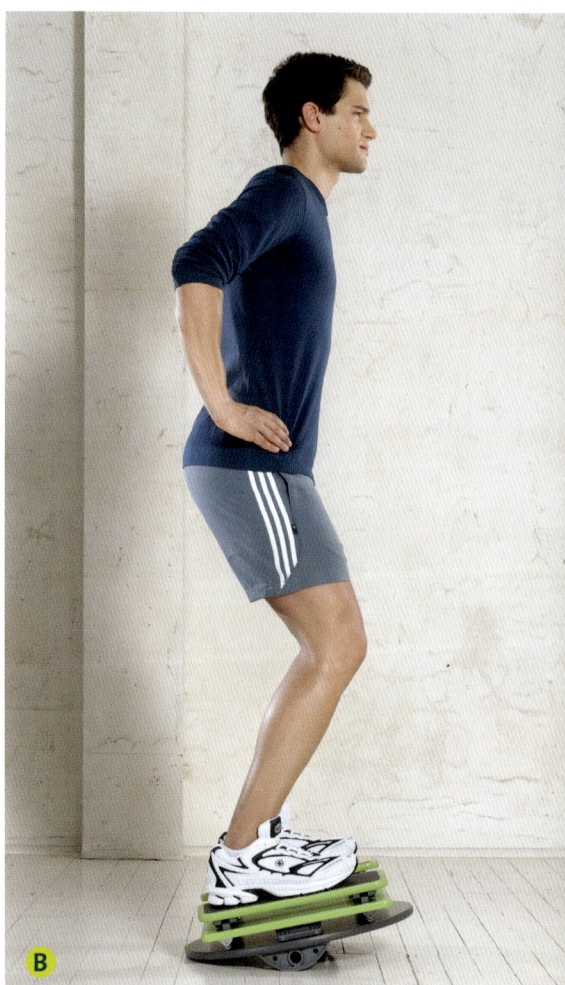

Front Wipp: vor und zurück

Die Kufen der Platte sind links und rechts von Ihnen. Sie stehen mit geradem Rücken und leicht gebeugten Knien. Mit den Zehen drücken Sie auf die Platten. **A**

Verlagern Sie das Gewicht auf die Fersen und lassen die Platte hinter Ihrem Rücken kontakten. **B** 10-mal vor und 10-mal zurück. Finden Sie einen Rhythmus, und bleiben Sie dabei immer aufrecht.

Karussellfahrt für Fortgeschrittene

Das Kreisen ist gar nicht so ohne: Das Gewicht kontinuierlich zum Rand der Platte hin zu verschieben und dabei gleichzeitig seitlich zu verlagern – das ist fast eine Vektorgleichung. Den meisten fällt die Bewegung nach vorn viel leichter als das Steuern mit den Fersen beim »Rückwärtsfahren«. Was völlig normal ist, denn die Bewegungen kommen im Alltag der meisten Erwachsenen eher selten vor, es sei denn, Sie machen ständig auf dem Absatz kehrt oder Tanzen regelmäßig.

Turn around: jetzt geht's rund

Sie drehen die Platte um, sodass die Kufen oben sind. Sie stehen hüftbreit auf der Platte und lassen sie mit Bodenkontakt kreisen. Durch die Gewichtsverlagerung drücken Sie die Platte zu Boden, sodass sie sich wie ein Kreisel in Schräglage stetig weiter dreht.

Nach fünf Drehungen im Uhrzeigersinn drehen Sie anschließend auch fünf Runden linksherum.

Stabilisieren

Die Disc ist in derselben Position wie beim Turn around (siehe links). Sie halten nun 10 Sekunden lang das Gleichgewicht. Bevor Sie versuchen, stocksteif zu stehen und dadurch eher kippen, probieren Sie mit kleinen Bewegungen die Balance zu halten. Schnelle Minibewegungen kombiniert mit größeren Ausgleichsbewegungen bringen Sie eher ins Gleichgewicht als das Stillstehen.

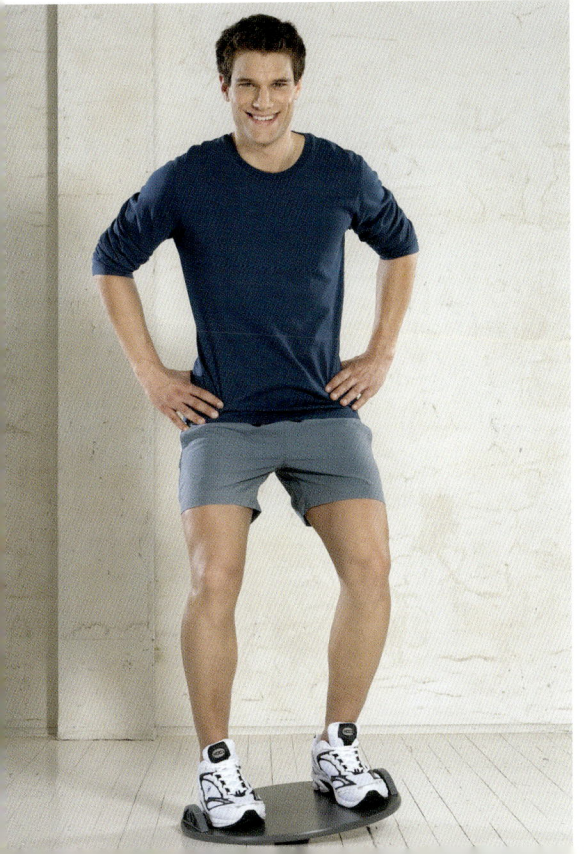

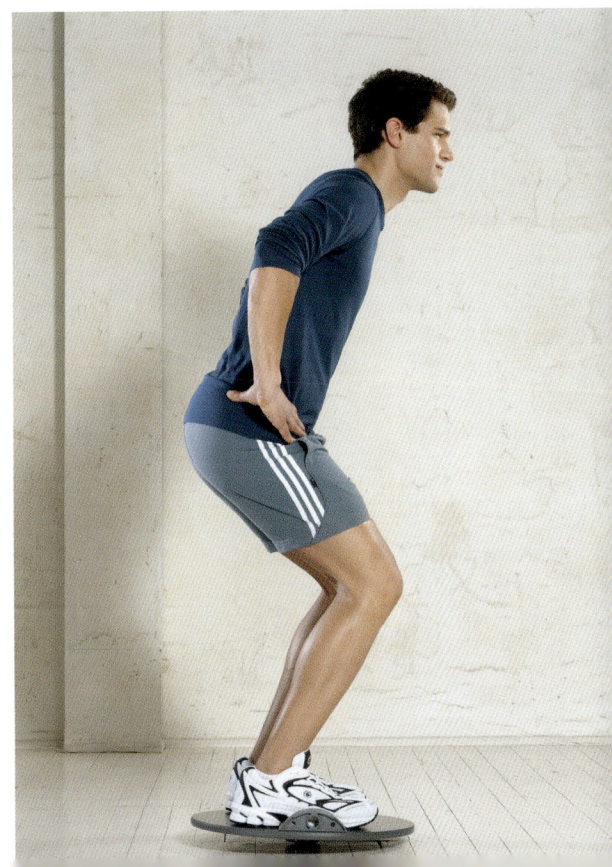

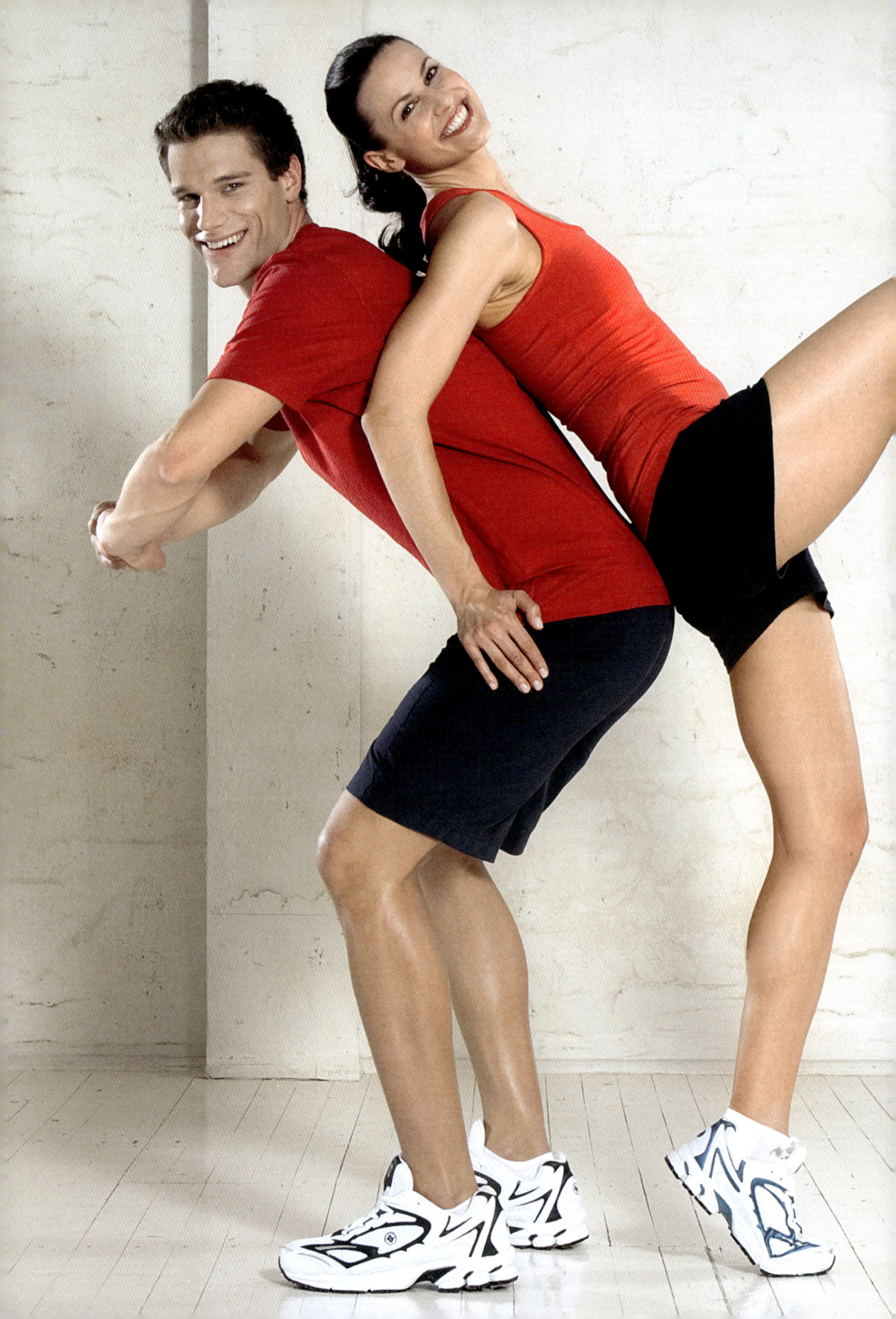

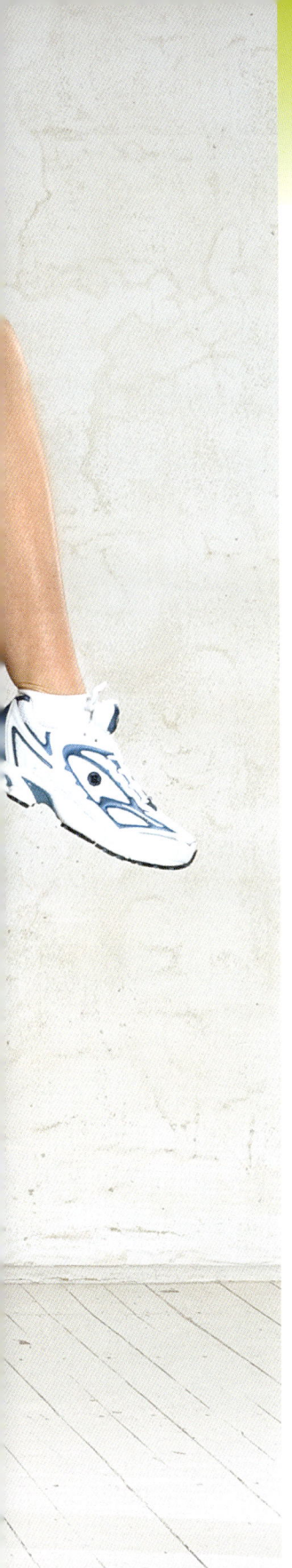

Koordinations-training immer und überall

Die MFT-Discs sind das Optimale für Ihr Koordinationstraining – kein Zweifel. Aber selbst wenn Sie diese einmal nicht zur Hand haben, können Sie Ihre Koordination trainieren. Ideen dazu finden Sie im folgenden Kapitel: ein spezielles Workout ohne Geräte ebenso wie Tipps für die Bewegung draußen.

Koordiniert durch den Alltag

Da ein koordiniertes Leben natürlich auch abseits der grünen Platte existiert, zeigen wir Ihnen in einem kleinen Workout, wie Sie auch im Alltag mit wenigen Übungen gut trainieren können.

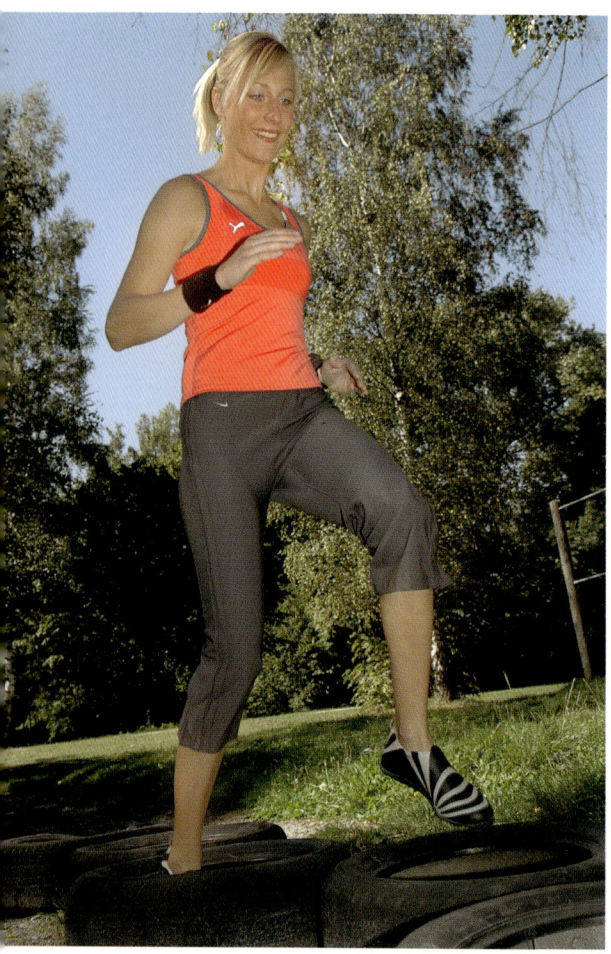

↑ In immer mehr Städten und Gemeinden werden witzige und kreative Ideen umgesetzt, die allen Menschen koordinationsstärkenden Spaß bieten.

Sie sind trainiert. Achsengerecht trainiert. Genau das wollten wir erreichen, und jetzt legen wir noch einen drauf: Old school trifft Hightech – Koordinationstraining immer und überall. Falls Sie jetzt sagen, dass wir das ja auch gleich zu Beginn hätten machen können, dann antworten wir darauf ganz entschieden: Jein. Sie erinnern sich an das erste Kapitel? Da haben wir erklärt, warum die Systematik im Training so wichtig ist, weil sie die Fortschritte ganz deutlich sichtbar macht. So viel zur Theorie. Und in der Praxis haben Sie natürlich täglich zehn Minuten geübt und haben noch Lust auf mehr.

Dann können Sie gleich mit dem Workout »ohne alles« starten, oder Sie gehen vor die Tür und üben in der freien Wildbahn – zum Beispiel auf dem Kinderspielplatz, beim Balancieren rund um den Sandkasten, das geht vorwärts und rückwärts.

Sie mögen's moderner?

Oder Sie schauen eine Weile den Leuten im Park zu, die auf einem knie- oder hüfthoch gespannten Seil über dem Boden schweben. Das kennen Sie nicht? Für den noch relativ neuen Trendsport »Slacklining« wird ein spezielles elastisches Schlauchband zwischen zwei feste Pfosten oder

*Ob im Büro oder zu Hause:
Mit einer MFT-Disc können
Sie jede Pause zum
Training nutzen.* →

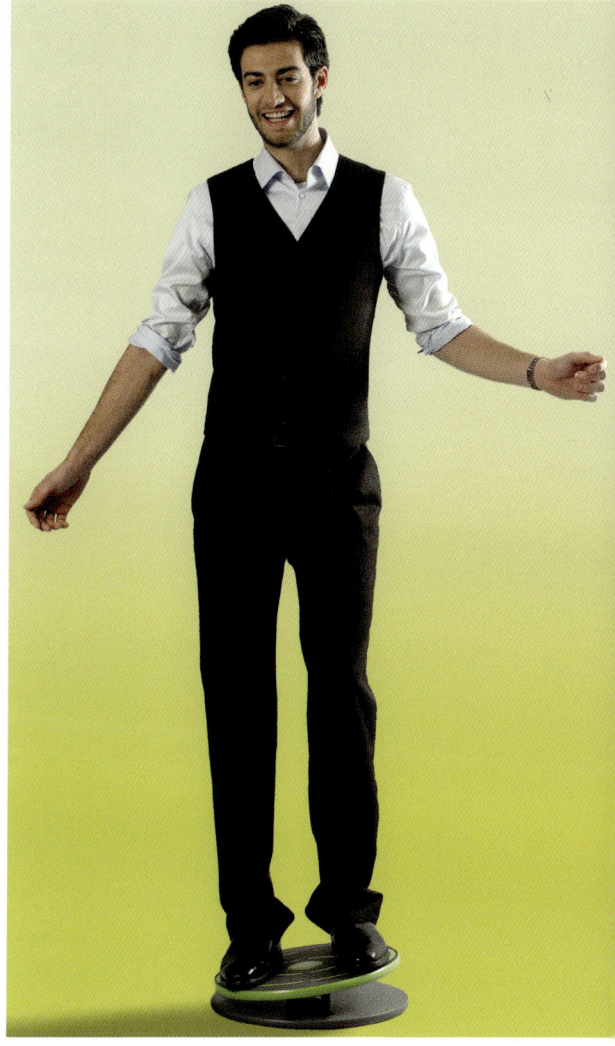

Baumstämme gebunden – nun braucht es ein wenig Mut und natürlich Übung, dann können Sie darauf unter freiem Himmel optimal trainieren.

Eine andere Option sind neben den noch bestehenden Trimm-Strecken deren moderne Nachfolger, die »4Fcircles«, Fitness-Parcours im öffentlichen Raum, für jung und alt, für Kraft und eben Koordination. Das es in der Anlage genügend Geräte und Übungen für die Koordination gibt, darauf legte Prof. Dr. Penka besonderen Wert, als er seine Studenten an der Universität München darum bat, sich Gedanken über solch einen Parcours zu machen. Mittlerweile existieren in Deutschland fast 50 Anlagen und in Österreich immerhin auch schon zwei. Wenn Sie das Glück haben und in Ihrer Stadt gibt es so eine Anlage, dann nichts wie hin, denn neben den ganzen gesundheitlichen Benefits, die dabei geboten sind, ist es auch ein riesiger Spaß, durch die 18 Stationen zu turnen.

Spaß war auch der Grund, warum Prof. Dr. Christian Raschner von der Universität Innsbruck das Feedback-System von MFT um diverse Spiele bereicherte. Damit die modernste Form des Trainings Funktionalität und Unbestechlichkeit mit dem Spieltrieb kombiniert – und so das Üben völlig ausblendet. Ab Seite 124 erklären wir Ihnen die Effekte eines Feedback-Trainings.

Sie erfahren, wie Sie am Computer zum Beispiel das Entspannen lernen und demnächst auch die Möglichkeit haben, Ihr Koordinationstraining über den Computer zu steuern. Das könnte sportlich ein großer Schritt in die Zukunft sein, ähnlich wie bei der »Wii«-Spielkonsole von Nintendo, wird dabei Spiel mit Bewegung kombiniert, allerdings mit einem klaren Fokus auf der Koordination.

Easy: Workout ohne Aufwand

Stellen Sie sich in die Mitte des Raumes, halten sich
das Buch vor die Nase und heben ein Bein. Das linke.
Und schon sind Sie drin im freien Workout – viel Freude!

Einfach hin und her

Sie stehen leicht breitbeinig, die Knie locker, und verlagern das Gewicht einfach hin und her: vom linken auf den rechten Fuß. Praktisch schieben Sie den Schwerpunkt von links nach rechts. Spüren Sie dabei bewusst in Ihren Körper hinein: Wie viel Gewicht ist auf dem jeweiligen Bein? Achten Sie auf eine regelmäßige Atmung. Wiederholen Sie die Übung auch mit geschlossenen Augen.

Einfach vor und zurück

Sie bleiben so stehen wie links beschrieben und verlagern nun das Gewicht vor und zurück.
Wie weit können Sie gehen, ohne die Zehen oder die Fersen vom Boden zu lösen? Konzentrieren Sie sich ganz besonders auf Ihre Fußsohlen, denn die sollen immer am Boden bleiben.
Anschließend wiederholen Sie die Übung mit geschlossenen Augen.

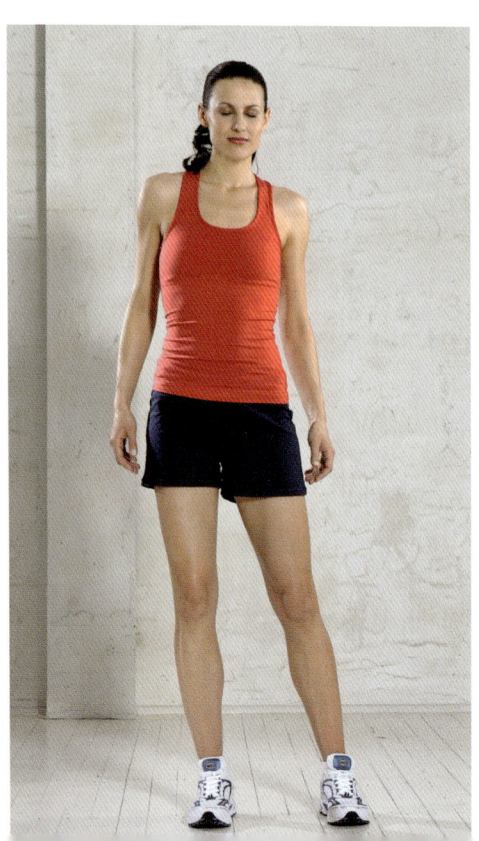

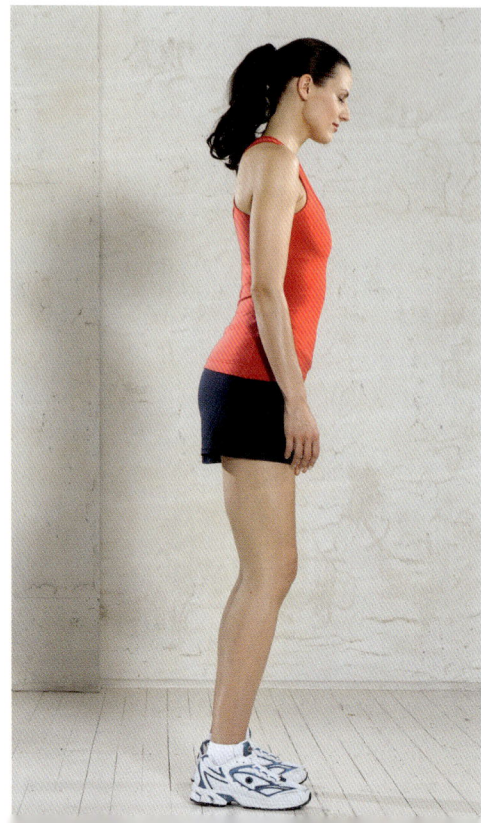

Einfach rundherum

»Same procedure« wie zuvor, aber jetzt absolvieren Sie den Turn around. Sie verlagern das Gewicht kontinuierlich in einer Kreisbewegung und arbeiten gezielt mit den Hüften und Knien.

Drehen Sie sich erst im Uhrzeigersinn, die Füße belasten Sie entsprechend der Körperposition – Ihr Gewicht verlagert sich zur Seite, nach vorn, wieder seitlich, nach hinten ...

Sport fürs Bein

Sie stehen gerade, fixieren den Blick auf einen Punkt an der Wand und heben den rechten Fuß an. Mit dem Fuß können Sie nun einiges anfangen. Sie können zum Beispiel das rechte Bein 10-mal heben, so hoch es geht, und wieder senken, aber nicht zwischendurch absetzen.

Anschließend heben Sie das linke Bein und machen dieselbe Bewegung wie zuvor mit dem rechten.

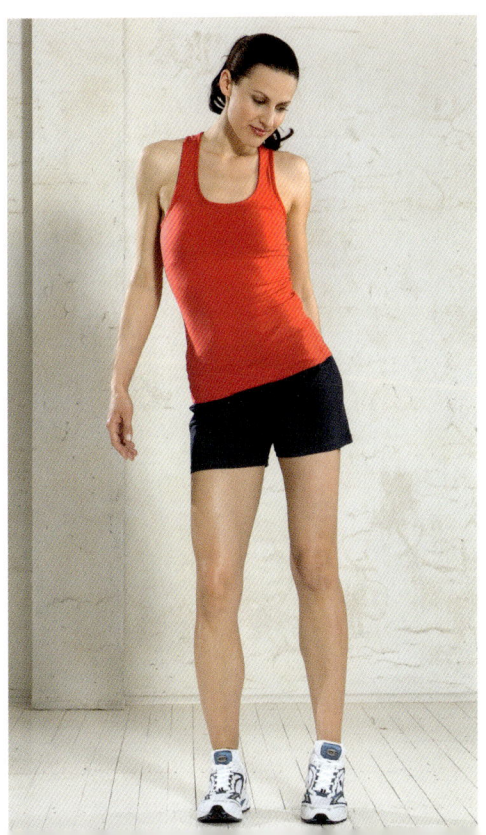
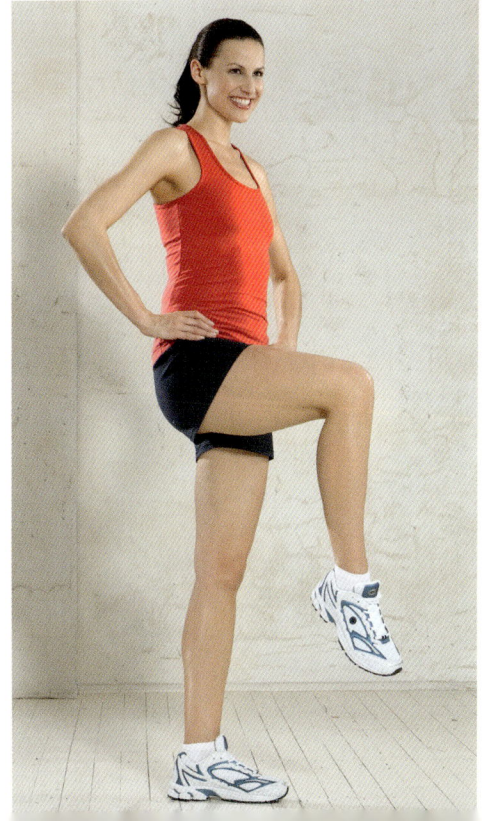

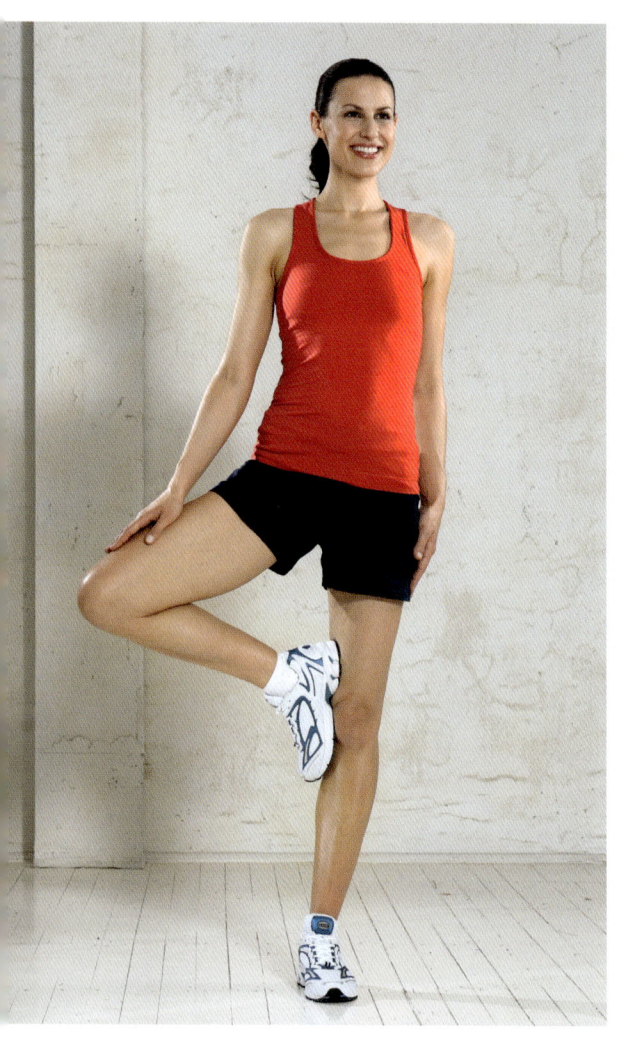

Standwaage

Neigen Sie aus dem Stand heraus den Oberkörper mit geradem Rücken nach vorn. Ein Bein bringen Sie ebenfalls in die Horizontale, indem Sie es nach hinten ausstrecken.

Kein Problem, wenn Ihnen diese Horizontale doch etwas zu wackelig ist: Wie auf den Trainings-Platten tasten Sie sich langsam an die Übung heran.

Halten Sie die Position einige Atemzüge lang. Anschließend wiederholen Sie die Übung mit dem anderen Bein.

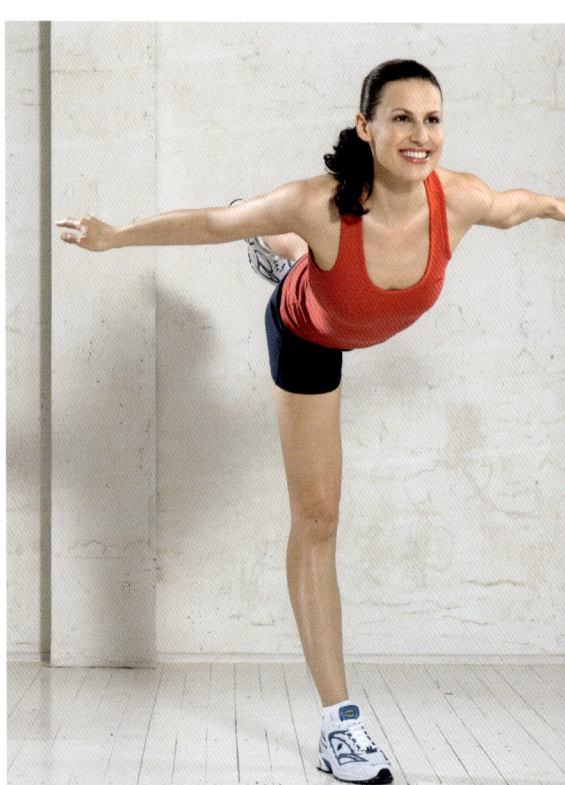

Der Baum

In einer statischen Variante, wie sie die Yogis favorisieren, heben Sie aus dem festen Stand heraus den rechten Fuß auf Höhe des linken Knies und dann winkeln Sie das rechte Bein ab.

In dieser Position bleiben Sie 30 Sekunden lang ruhig stehen. Bevor Sie jedoch umkippen, setzen Sie den Fuß lieber wieder auf dem Boden ab, sicher ist sicher.

Anschließend folgt das andere Bein.

Diese Übungen sind super: Sie werden gleich merken, dass sie neben der Balance auch die Kraft im Po und im unteren Rücken trainieren und zugleich die Oberschenkelrückseite des Standbeins gut dehnen.

Waage rückwärts

Eine ähnliche Übung können Sie natürlich auch mit nach hinten geneigtem Oberkörper machen: Dabei strecken Sie wieder ein Bein nach vorn aus.

Wichtig ist, dass Sie ruhig und tief weiter atmen, denn die Übung ist nicht ganz einfach, und man neigt leicht zum Luftanhalten – das wäre ein großer Fehler, denn die richtige Atmung gehört dazu.

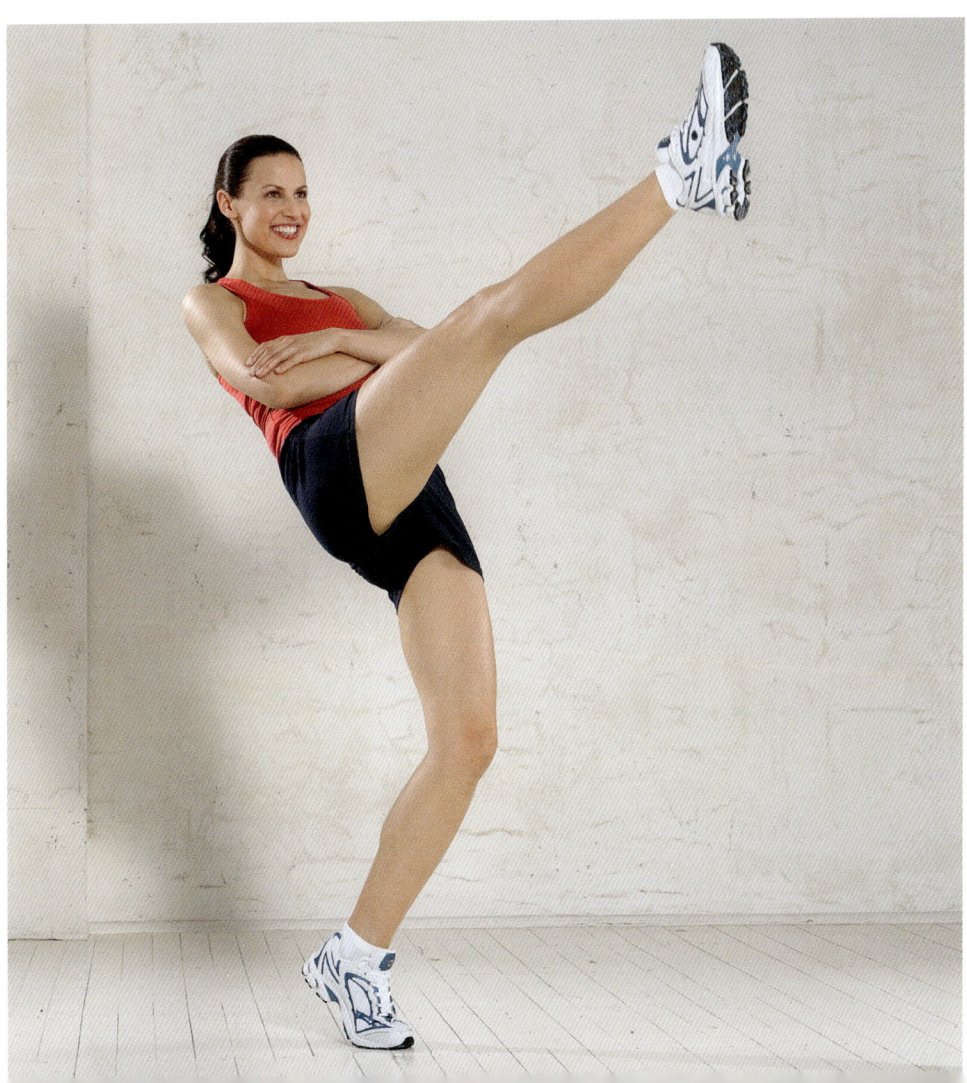

Schreiblektion im Einbeinstand

Sie bleiben auf einem Bein stehen, und mit dem freien Bein zeichnen Sie jetzt die Zahlen von 1 bis 10 in die Luft.

Mit den Händen können Sie natürlich immer eventuelle Schwankungen ausgleichen oder die Übung noch erschweren, wenn die Arme zum Beispiel gegeneinander hin und her schwingen.

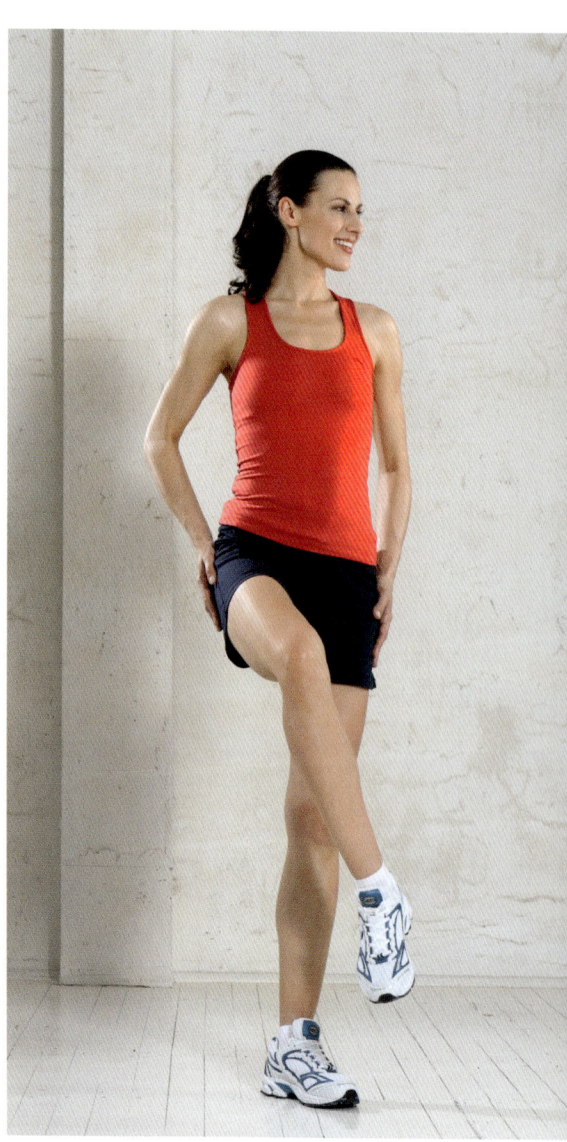

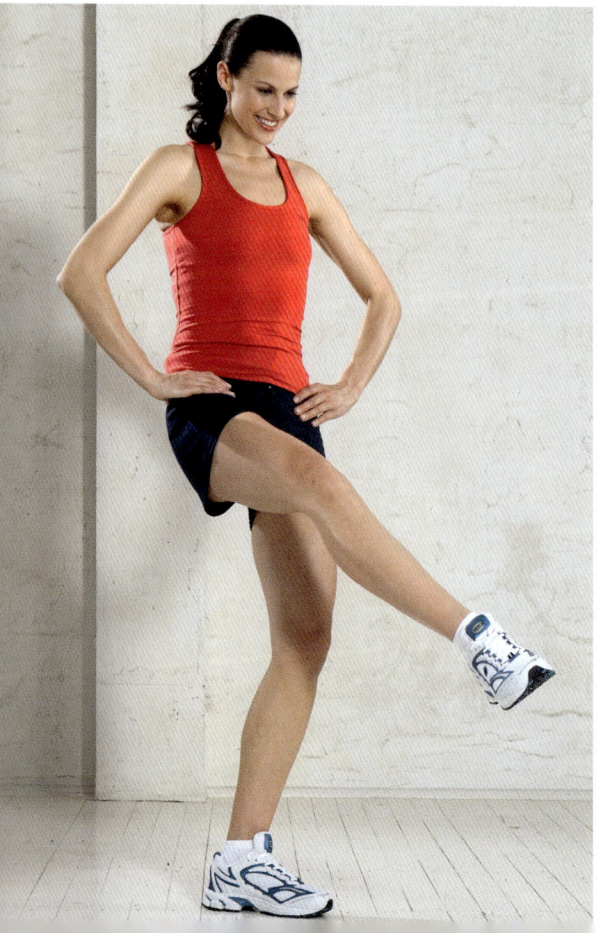

Blick zurück im Einbeinstand

Verdrehen Sie doch mal jemandem den Kopf – anfangs sich selbst –, und das bei offenen und geschlossenen Augen...

Zu zweit im Einbeinstand

Und jetzt verdrehen Sie einem Partner, der Ihnen gegenüber steht, den Kopf. Oder Sie liefern sich gegenseitig einen »Hah- nenkampf«, beide auf einem Fuß stehend, während Sie probieren, den anderen mit Ihrem freien Spielbein aus dem Gleich- gewicht zu bringen.

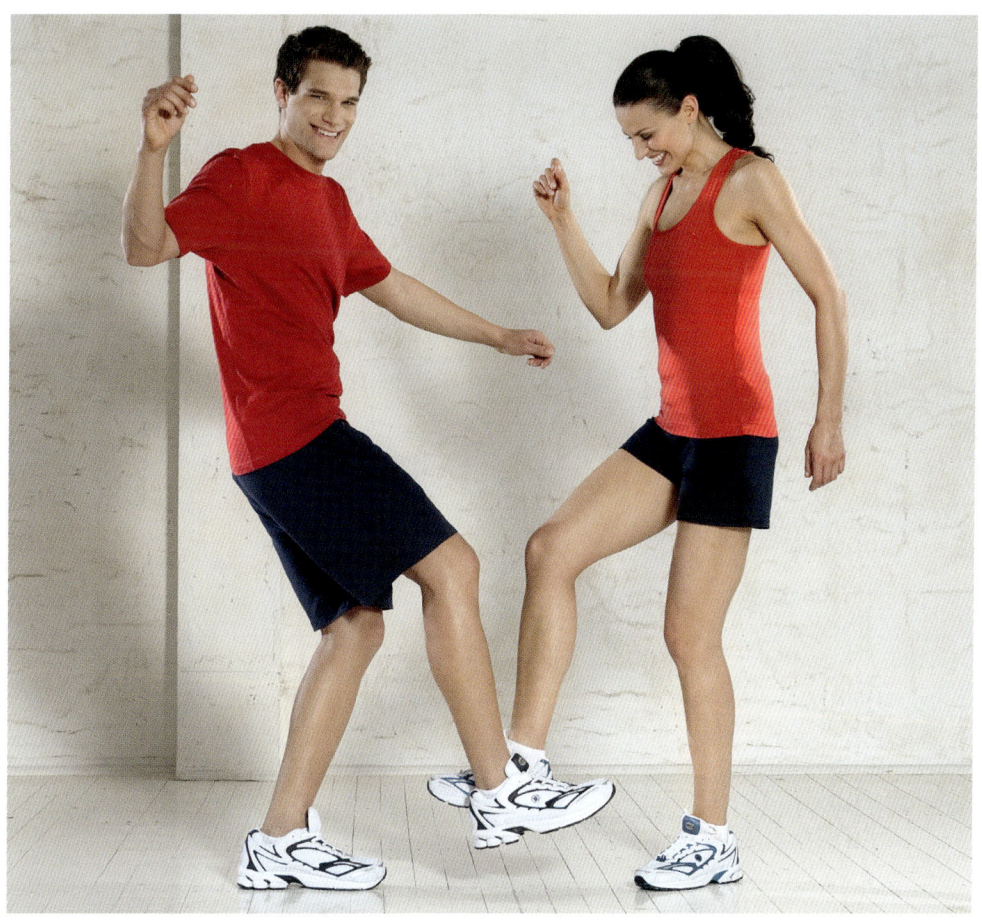

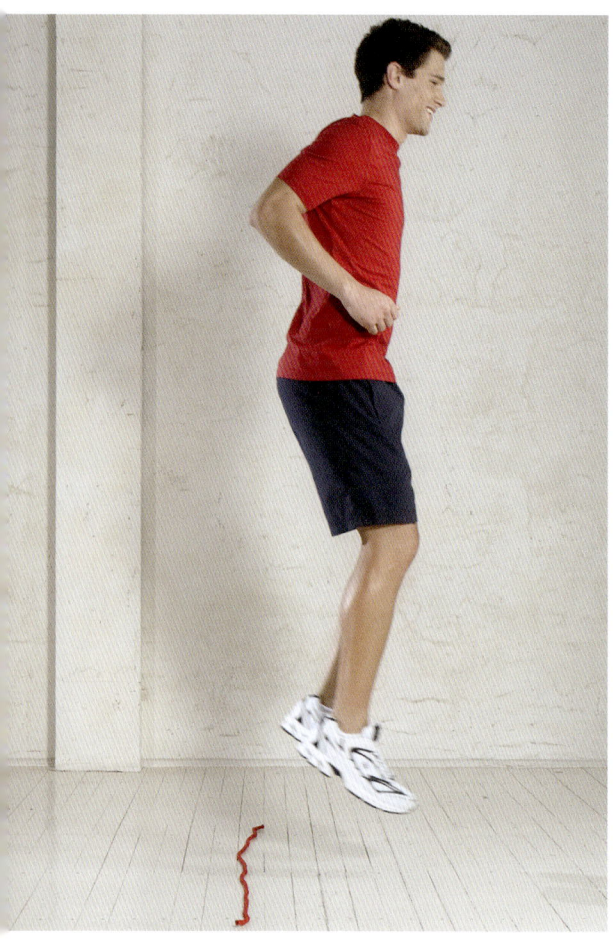

Springen im Zickzack

Sie stehen wieder vor der Linie und springen nun im Wechselschritt darüber hinweg, immer links-rechts-links-rechts.

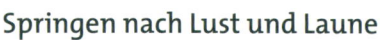

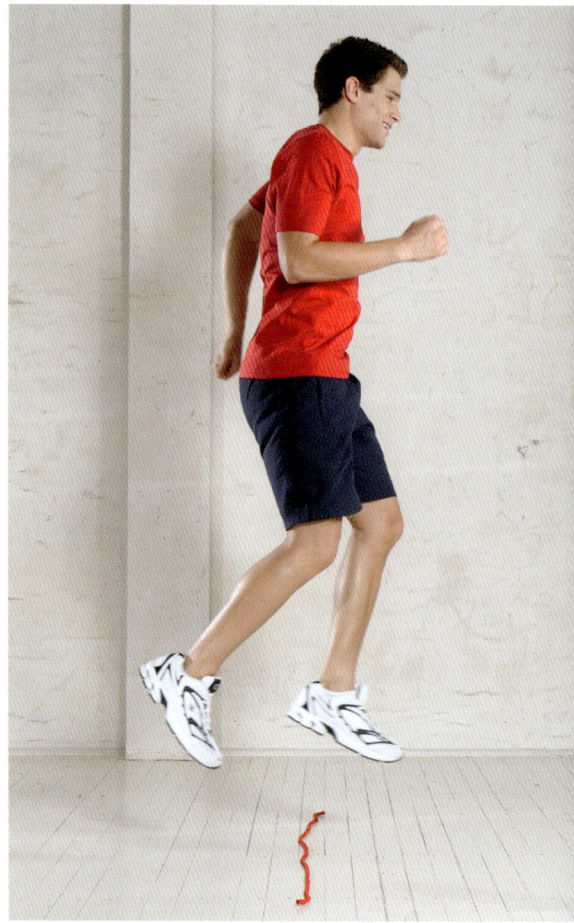

Springen nach Lust und Laune

Wie beim Test auf der Klappe dieses Buchs suchen Sie sich auch jetzt eine Linie auf dem Boden, stellen sich mit beiden Beinen daneben und hüpfen drüber. Das können Sie natürlich wieder auf Zeit machen, oder mit geschlossenen Augen, wie es Ihnen gefällt. Dann drehen Sie sich um 90 Grad, nun berühren Sie mit den Fußspitzen die Linie. Springen Sie im Rhythmus vor und zurück darüber, mit beiden Beinen parallel, dabei landen Sie immer leicht federnd auf den Ballen.

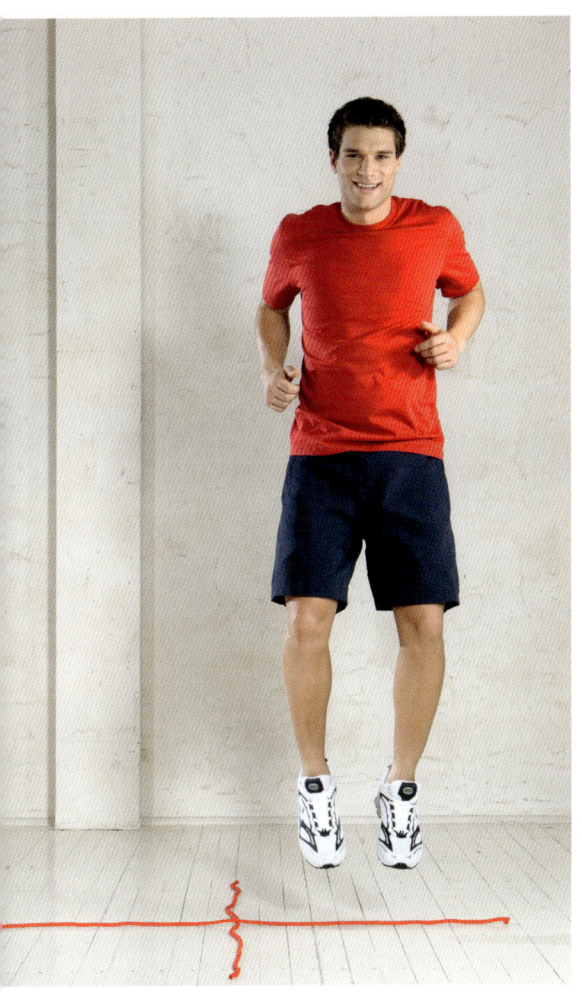

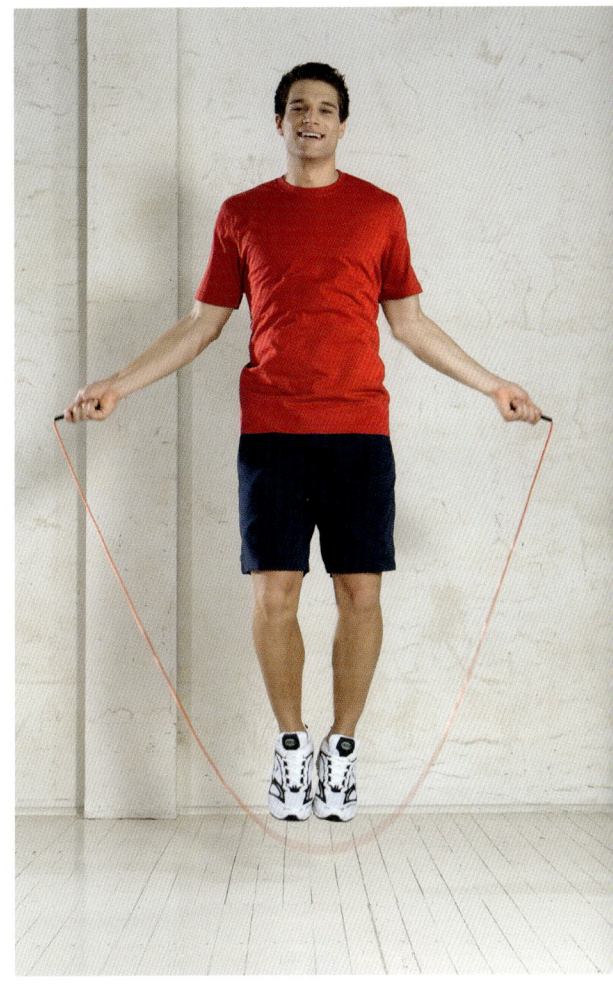

Springen – rundherum

Eine weitere Variante ist das Hüpfen im Kreis: Über die bestehende Linie legen Sie im rechten Winkel eine zweite, und nun springen Sie abwechselnd in die vier Felder des Kreuzes. Probieren Sie es rechtsherum und linksherum und diagonal, es gibt kein Limit.

Klassiker Seilspringen

Sie haben bestimmt ein Springseil: Nehmen Sie die Hopserei zum Anlass, es koordinativ richtig krachen zu lassen. Denn mit dem Seil in der Hand können Sie später Tricks springen ohne Ende. Anfangs genügt schon das Rückwärtsspringen als Herausforderung.

Spaziergang mit Buch

Legen Sie los: Einfach gehen, und das mit einem Buch auf dem Kopf, geradeaus und in der Ebene, dann die Treppe hoch und wieder hinunter.

Wenn das gut geht, nehmen Sie ein zweites Buch. Gelesen wird aber erst später! Auf dem zweiten Buch balancieren Sie mit ausgestrecktem Arm einen Tischtennisball und gehen weiter durch die Wohnung.

Einbeinstand mit Buch

Um es noch etwas anspruchsvoller zu machen, kombinieren Sie die Übung links mit dem Einbeinstand: Bei Ihrem Buchspaziergang können Sie dafür einfach mal stehen bleiben, auf einem Bein versteht sich, und mit Ihrem freien Fuß kleine oder große Kreise in der Luft ziehen – Multitasking einmal anders, und Ihr Geist glüht bei Ihrer literarischen Wanderung.

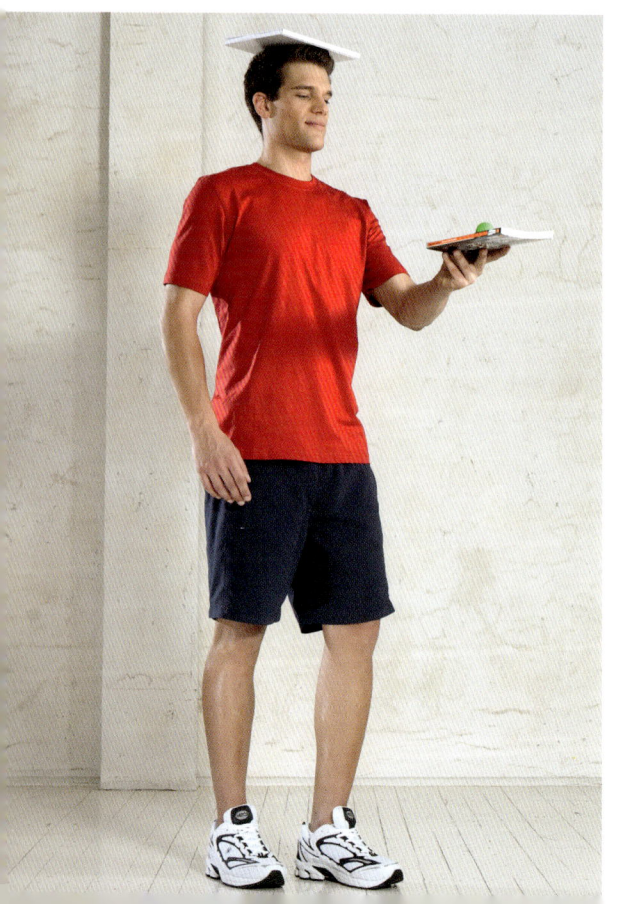
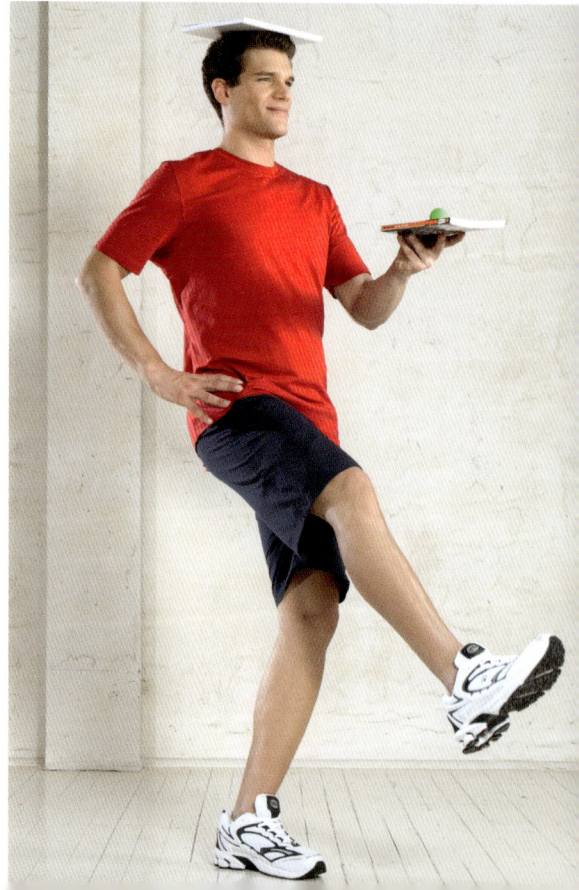

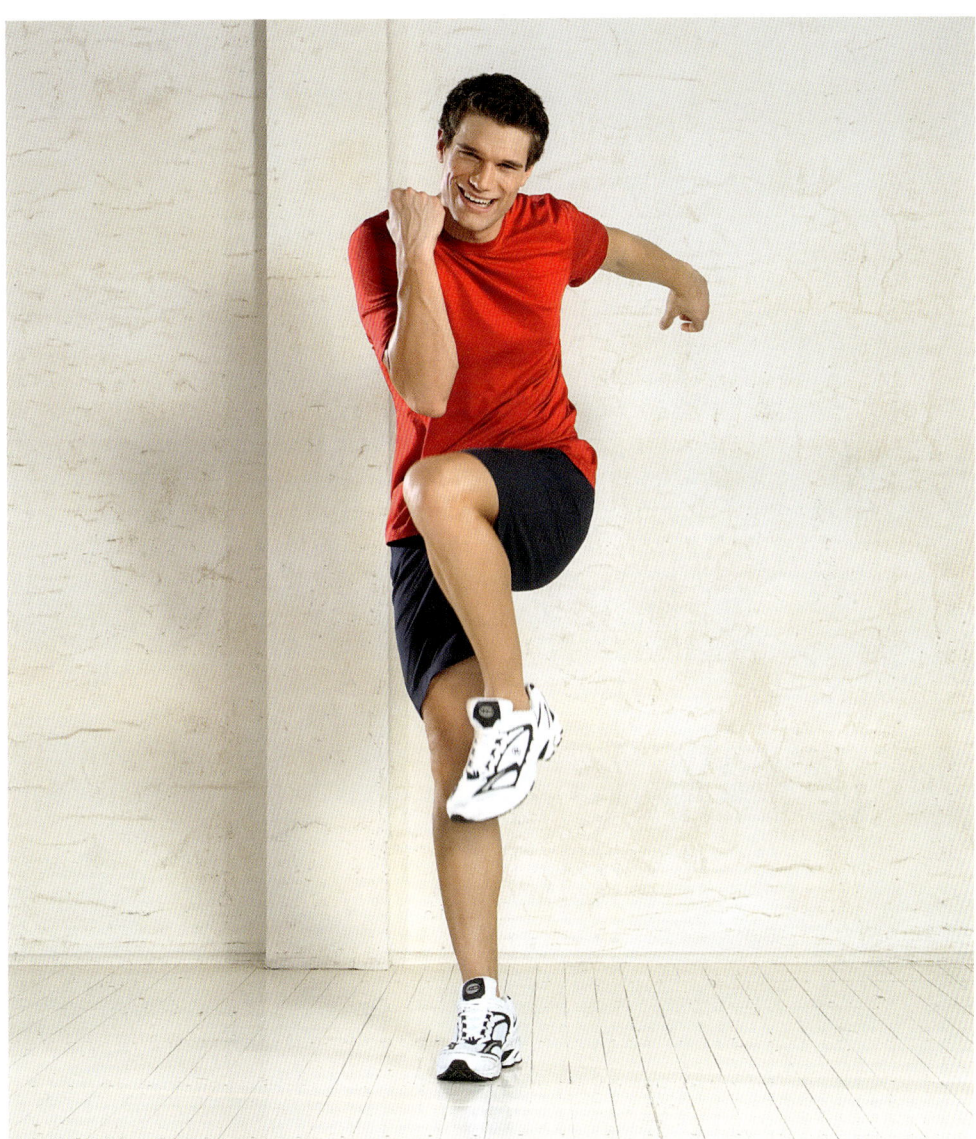

Kreuzkoordination

Sie stehen aufrecht. Heben Sie nun abwechselnd die Beine mit gebeugtem Knie nach vorn an.

Dabei jeweils den rechten Ellbogen zum linken Knie führen beziehungsweise umgekehrt, also den linken Ellbogen zum rechten Knie.

Laufend fit auf Outdoor-Parcours

Früher war bestimmt nicht alles besser, doch einiges funktionierte eben völlig anders – so beispielsweise das meiste, was mit Bewegung zu tun hatte. Bewegung gehörte für die meisten Menschen einfach zwingend zum Alltag dazu.

Heute fehlt die Bewegung bereits unseren Kindern: Früher wurde oft schon aus der Not heraus mit allem gespielt, was eben greifbar war, und das auch noch draußen vor der Tür. Was natürlich dazu führte, dass die Kinder auf Bäume kletterten, durch Bäche wateten, über Äste balancierten, Flöße bauten ... An dieser Stelle wollen wir kein Plädoyer halten für eine Pseudo-Tom-Saywer-Romantik, doch eines ist ganz gewiss und dazu noch von der Wissenschaft bewiesen: Heute bewegen sich die Kinder viel weniger als früher. Gut, werden Sie vielleicht denken, das machen die Erwachsenen ja auch, was soll's. Das Problem dabei ist allerdings, dass den Kindern aus dem Bewegungsmangel noch größere Nachteile erwachsen werden.

Wir reden hier gar nicht von Körperfülle und dem lieben Immunsystem, wichtige Aspekte zwar, aber hier einfach nicht unser Thema. Denn auch die Koordination leidet unter der Moderne im Kinderzimmer. Wenn Kinder draußen herumrennen, klettern, springen und auch immer wieder mal stürzen, dann merkt sich der Körper die Bewegungen und stimmt seine Motorik darauf ab. Gerade in jungen Jahren erfährt der Körper dabei einen Schub nach dem anderen, die Rezeptoren vermehren sich explosionsartig: gestern noch gekrabbelt, morgen schon Sandkasten-Ballerina oder Spielplatztarzan am Klettergerüst!

Genau aus diesem Grund lernen Kinder ja auch Sportarten wie im Flug, während sich Erwachsene oft ewig damit abmühen. Damit Kinder aber lernen, brauchen sie die richtige Motivation und ein entsprechendes Angebot.

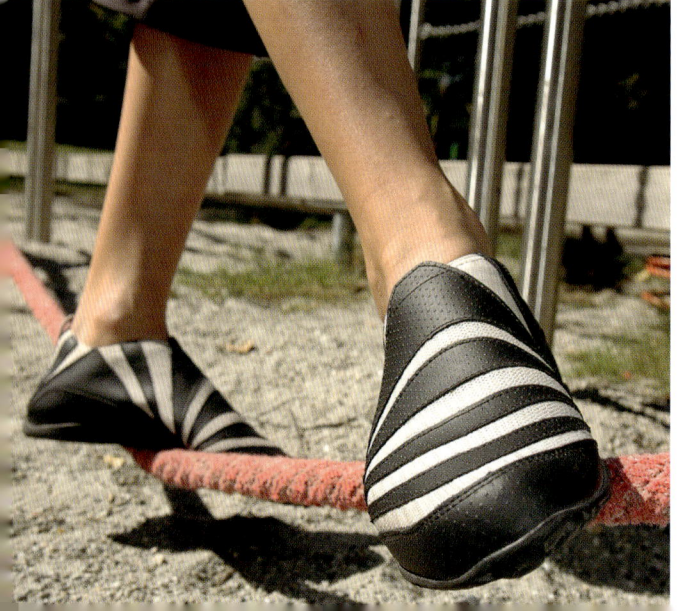

Richtig modern und innovativ sind die Nachfolger der bekannten Trimm-dich-Pfade! ↓

Fitness, die Spaß macht

Seit ein paar Jahren gibt es im öffentlichen Raum immer mehr Spielplätze für Kleine und Große, Junge und Alte, die ein ganz klares Ziel haben: Freude schenken und Fitness. Darum heißen die Anlagen auch Fun- und Fitness-Parcours.
Die Idee dazu hatte Prof. Dr. Günter Penka schon vor ein paar Jahren. Damals lehrte er noch an der Sportfakultät der Universität München und betraute zwei Studenten mit der Aufgabe, ein modernes Fitnesssystem zu entwickeln.

Prof. Dr. Günter Penka: Der Parcours schult verschiedene Koordinationselemente, und dazu gehören die Auge-Hand-Koordination, die Hand-Fuß-Koordination sowie komplexere Formen der Koordination. Als wir die Anlagen konzipierten, waren noch so gut wie keine Geräte da, vielleicht mal ein Therapiekreisel oder ein Trampolin, aber diese waren wirklich Inseln im Ozean und auch nur bedingt für draußen geschaffen. Wir wollten aber ein richtiges koordinatives Training anbieten, das noch dazu besonders die Muskulatur des Rumpfes kräftigt. Und das ist uns gelungen. Drei Monate lang haben Probanden im Alter zwischen 45 und 55 Jahren damit trainiert und ihre Bewegungssicherheit verbessert.
An den Koordinationsstationen zeigte das Bewegungsspektrum der Testpersonen anfangs extrem große Unterschiede: Viele waren mit den Übungen hoffnungslos überfordert, aber nur wenige wirklich unterfordert.
Daraus haben wir unsere Konsequenzen gezogen: Wir haben die Übungen des Zirkels in sinnvolle Bewegungssequenzen zerlegt und jedes Gerät mit Einrichtungen für abgestufte Übungsintensitäten ausgestattet. Wir wollen in diesen Parcours keine Leistungssportler trainieren, sondern den Alltag erleichtern. Denn hier werden Fähigkeiten trainiert, die wichtig sind für das sichere Hinunterlaufen auf einer Treppe, wenn die U-Bahn gerade einfährt, oder das geschickte Ausweichen beim Bergabgehen.

↑ Professor Penka hat sich etwas einfallen lassen. Die Parcours-Idee kommt von ihm.

Ein tolles Feedback!

Hier zum Schluss noch ein MFT-Extra: das Feedback-System mit der Challenge Disc. Es gibt dem Training etwas Spielerisches, dient gleichzeitig der Selbstkontrolle und ist wissenschaftlich gesichert.

Feedback-Training hat in der Vergangenheit die Landkarte der Übungsmethoden maßgeblich verändert. Plötzlich kann jeder selbst kontrollieren, wie wirksam sein Training ist und wo die Defizite liegen. Üblicherweise kommt das Feedback ja vom Trainer, den Mitspielern oder dem Publikum. Das soll ja auch weiter so bleiben, und daran wird sich kaum etwas ändern. Aber für das Solo-Training sind Feedback-Methoden ein unschlagbares Plus!

Genau genommen ist ja jede Pulsuhr und jedes Blutdruckmessgerät schon ein Feedback-System, weil es den Nutzer über seinen aktuellen Status quo informiert. Doch wie reagiert man auf die Daten und welche Aussagekraft haben diese?

Das MFT-Feedback

Damit sind wir schon wieder bei der Balance. Denn nach dem gleichen Prinzip funktioniert auch das Feedback-System von MFT. Der Trainierende steht auf der Platte, die mit einem Computer verbunden ist, und löst nun diverse Aufgaben. Dabei darf gewählt werden zwischen richtig ernstem Training und Spielen, je nach Alter, persönlichen Vorlieben und Vertrautheit mit Highscores und Levels. Dabei hat die Idee neben dem technischen auch einen pädagogischen Charakter, denn man muss die Kinder und Jugendlichen da abholen, wo sie stehen, besser gesagt sitzen, und das ist in der Freizeit meist am Computer.

Besonders ausgeprägt sind die typischen Haltungsschwächen bei Kindern, die viel Zeit vor dem Fernseher oder Computer verbringen.

Das Training von MFT versucht per Feedback-System mit der Challenge Disc, diesen Zustand zu verbessern. Spielerisch und trainingstechnisch top. Dafür garantiert Prof. Dr. Christian Raschner vom Sportinstitut der Universität Innsbruck, der das System mit entwickelt hat (siehe Seite 125). Er und seine Mitarbeiter liefern den wissenschaftlichen Input. Professor Raschner konnte sich bisher eher weniger für Computerspiele begeistern, doch mittlerweile findet er in fast jedem halbwegs vernünftigen Spiel eine Möglichkeit, wie der Körper dabei zum Einsatz kommt und die Koordination durchs Gamen gewinnt. Wie dies beim MFT-Feedback mit der Challenge Disc funktioniert, lesen Sie im Kasten rechts.

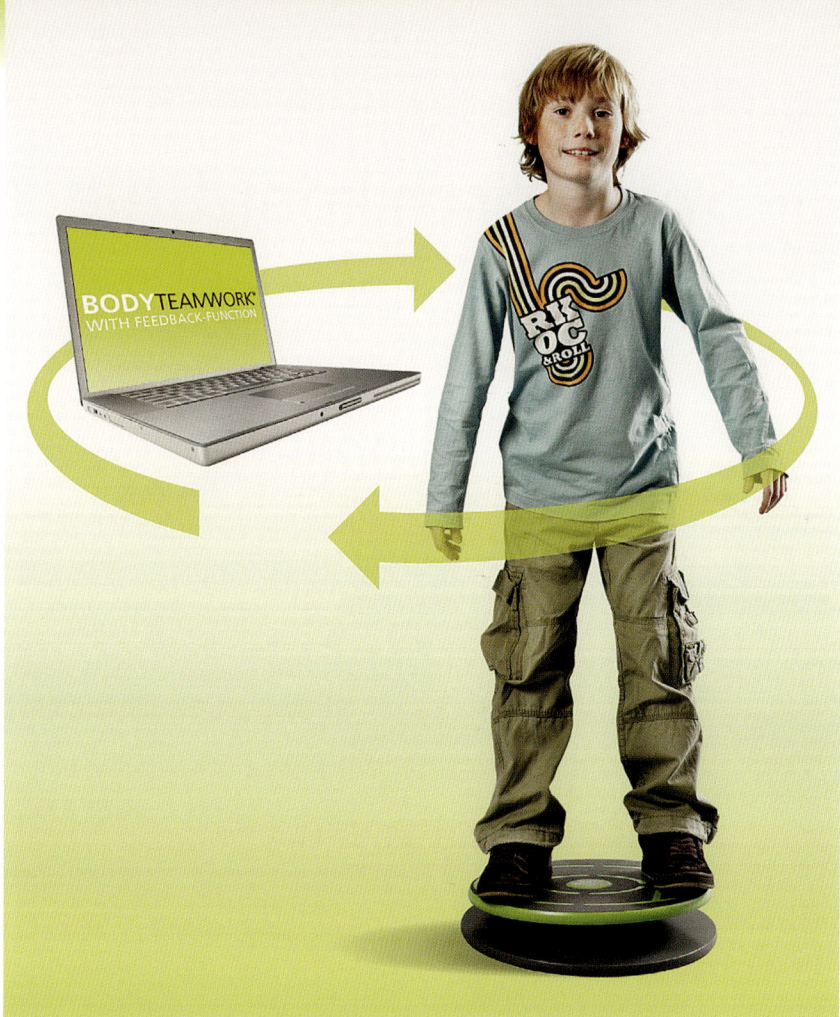

← So cool und anspruchsvoll wie ein modernes Computerspiel kommt die neue Challenge Disc daher.

Die Jagd nach dem Punkt...

Ein Feedback-Training à la MFT sieht so aus: Sie stehen auf der Platte, und auf dem Bildschirm vor Ihren Augen bewegt sich ein dicker Punkt innerhalb eines Kreises von links nach rechts, von oben nach unten... Indem man sein Gewicht angepasst auf der Disc verlagert, folgt man der Bewegung des Punktes.

Und dieser Punkt hat es in sich, er wird schneller und kleiner, und damit steigt die Anforderung an den Trainierenden: Sensomotorik ist gefragt, denn nur der dosierte Muskeleinsatz ermöglicht es einem, dem programmierten Punkt geschmeidig zu folgen und ihn erfolgreich zu begleiten.

Spielerisch koordiniert

Assistenz-Professor Dr. Christian Raschner weiß, was sich Kinder und Studenten wünschen: Als Leiter des Trainingswissenschaftlichen Zentrums am Institut für Sportwissenschaft der Universität Innsbruck forscht er mit seinem Team an Methoden und Systemen, die vor allem die Koordination verbessern – und dabei darf es durchaus spielerisch zugehen. Im Fokus stehen Skifahrer, neben Eisläufern und Surfern die Könige der Körperstabilität.

↑ Professor Raschner arbeitet bei MFT in der Entwicklung. Er hat Ideen, die auch Kinder mögen.

Prof. Dr. Christian Raschner: Gerade bei Kindern könnten in Zukunft vermehrt aktive bewegungsorientierte Videospiele in der Bewegungserziehung sehr wichtig werden. Deshalb haben wir in das Feedback-Training bisher sechs Spiele integriert: Das »Pingpong« zum Beispiel funktioniert wie die alten Telespiele, der Ball wird mit einem Schläger gegen die gewölbte Wand gespielt, und jeder Treffer mit dem im Front Wipp gesteuerten Schläger zählt. Ein weiteres Spiel ist eine Art wanderndes Labyrinth, und mit jedem Side Wipp fällt die Kugel eine Etage tiefer. Beim Schmetterlingsspiel wird das Netz durch das Kreisen auf der Platte frei bewegt, und hier schließt sich der Kreis: Die Grundbewegungen können spielerisch trainiert werden.

Insgesamt arbeiten die Spiele mit fünf Schwierigkeitsstufen. Für das letzte Level muss man schon ziemlich fit sein – doch wer regelmäßig trainiert, der schafft es!

Passende Feedbackverfahren helfen beim Lernen und Verbessern motorischer Fähigkeiten und Fertigkeiten. Das haben viele Untersuchungen gezeigt. Der Grund dafür ist wahrscheinlich, dass man sich mit Feedback stärker auf die Bewegung konzentriert und fokussierter trainiert. Deshalb nutzen Trainer und Athleten verschiedene Formen des Feedbacks gezielt im Techniktraining.

Im Leistungssport kommen sportartspezifische Simulationsgeräte zum Einsatz, die das Üben überall ermöglichen. Die unmittelbare Information kann sogar dazu beitragen, dass sich die Leistung sofort steigert, das haben Krafttests gezeigt. In unserem System hat der Übende dafür den virtuellen Trainer »Coordi« ganz für sich, und der motiviert jeden. Versprochen!

Service

Literaturhinweise

Albrecht, Karin: Körperhaltung, Haltungskorrektur und Stabilität in Training und Alltag. Haug Verlag

Hirtz, Peter; Hotz, Arturo; Ludwig, Gudrun: Gleichgewicht: Bewegungskompetenzen. Verlag Hofmann

Jaspers, Bettina M.: Brainfitness: Denken und Bewegen. Meyer & Meyer Verlag

Moosmann, Klaus: Erfolgreiche Koordinationsspiele: 170 Übungsformen für Schule und Verein. Verlag Limpert

Neumaier, August: Koordinatives Anforderungsprofil und Koordinationstraining. Sportverlag Strauß

Internet-Links

www.mft-company.com
und
www.bodyteamwork.com
Die Website des Unternehmens MFT.

www.pro-koordination.org
Von MFT aufgebautes wissenschaftliches Forum mit diversen Partnern in Deutschland.

www.sos-koerper.at
Das Forum von Prof. Dr. Tilscher.

www.playparc.de/deutsch/
Infos zu den Fitness-Parcours 4Fcircle.

www.viktor-roethlin.com
Die Seite des Schweizer Marathon-Mannes.

www.jochen-behle-stiftung.de
Homepage des Langlauf-Bundestrainers.

Impressum

© 2009 by Südwest Verlag, einem Unternehmen der Verlagsgruppe Random House GmbH, 81673 München

Hinweis: Das vorliegende Buch ist sorgfältig erarbeitet worden. Dennoch erfolgen alle Angaben ohne Gewähr. Weder Autoren noch Verlag können für eventuelle Nachteile oder Schäden, die aus den im Buch gegebenen Hinweisen resultieren, eine Haftung übernehmen.

Redaktionsleitung: Silke Kirsch

Projektleitung: Esther Szolnoki

Lektorat: Ina Raki

Satz: Knipping Werbung GmbH, Berg bei Starnberg

Umschlaggestaltung und -konzeption: R.M.E. Eschlbeck/Kreuzer/Botzenhardt unter Verwendung der Fotos von Forster & Martin Fotografie

Layoutkonzeption: X-Design, München

Bildredaktion: Annette Mayer

Bildnachweis: Alle Bilder stammen von Martin & Forster Fotografie, mit Ausnahme von: a-life, Hamburg: 110, 122 (Stefan Eisend); Becker Stefan, Innsbruck: 126; Corbis, Düsseldorf: 13 (zefa/Heide Benser); F1 Online, Frankfurt: 9 (Stockbyte/RF); MFT, Guntramsdorf/Österreich: 24, 25, 111, 125; Picture-Alliance, Frankfurt: 26 (Rolf Kosecki); iStockphoto: 27 (brave-carp); Privatarchiv Günter Penka, München: 123; SOS-Körper, Wien/Österreich: 12 (www.sos-koerper.at); Südwest Verlag, München: 21 (Nicolas Olonetzky); VikMotion GmbH, Kerns/Schweiz: 28, 29

Fotografen der Fotoproduktion: Martin & Forster Fotografie (Renate Forster und Lisa Martin)

Fotoassistent: Stefan Berberich

Leitung der Fotoproduktion: Annette Mayer

Styling: Jacqueline Weber/phoenix

Haare/Makeup: Giulia Thalmair/phoenix

Models: Bianca (Unity Models), Andi (PS Models)

Litho: Artilitho, Lavis (Trento)

Druck und Verarbeitung: Alcione, Lavis (Trento)
Printed in Italy

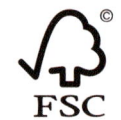

FSC

Mix
Produktgruppe aus vorbildlich bewirtschafteten Wäldern und anderen kontrollierten Herkünften

Zert.-Nr. SA-COC-002021
www.fsc.org
© 1996 Forest Stewardship Council

Verlagsgruppe Random House
FSC-DEU-0100
Das für dieses Buch verwendete FSC-zertifizierte Papier *Profisilk* wurde produziert von Sappi Alfeld und geliefert durch die IGEPA.

ISBN 978-3-517-08505-0

817 2635 4453 6271

Wir danken für die freundliche Unterstützung:
www.technogym.com, www.mft.at

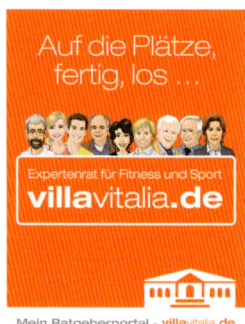